1分間で
イヤなことを忘れる技術

Technique
to forget
in one minute

石井貴士
TAKASHI ISHII

きずな出版

はじめに――

忘却術を学べば、1分間でイヤなことは忘れられる

「今日もまた、イヤなことがあった。何もする気が起きない」

毎日のようにイヤなことがあり、そのたびに、意気消沈《いきしょうちん》している人がいます。

その一方で、

「今日もまた、イヤなことがあった。でも、明るく前向きに生きていこう」

と、イヤなことがあっても、すぐに切り替えて、笑顔になれる人がいます。

この違いは、いったいどこから来るのでしょうか。

「イヤなことがあっても、笑顔になれるなんて、その人はきっと鈍感《どんかん》なんだよ」

と、勝手に決めつけていたら、あなたの人生は、そこまでです。

「生まれつき、何も気にしない性格って、いいなあ」

と、生まれつきの遺伝子に違いがあるということにしたら、そこであなたの進歩は止まります。


イヤなことが起きているのは、誰しも同じです。

一生使い切れないだけのお金を持っているビル・ゲイツ氏でさえ、イヤなことは起きますし、スポーツ界のトッププロのイチロー選手にも、イヤなことは起きるはずです。

ただ、**イヤなことが起きたあとに、すぐに前向きに切り替えられる人と、後ろ向きに引きずる人**がいるというだけです。

違いを生んでいるのは、感性が鋭い・鈍いという違いでもなければ、生まれつきの遺伝子の違いでもありません。


違うのは、ただ一つ。

イヤなことがあったときに、すぐに忘れることができる「忘却術《ぼうきゃくじゅつ》」を知っているかどうかという、それだけなのです。

忘却術を自分のものにするために、記憶術を学ぶ

あなたがビジネスパーソンであれば、

「理不尽なことで上司から怒られた。何度も記憶がよみがえって、仕事が手につかない」

そんな経験があるはずです。

ですが、あなたは中学・高校時代に、

「どうしても英単語を覚えるのが苦手だ。すぐに忘れてしまう。私は、どうして記憶力がこんなにも悪いんだろう」

と感じたこともあるはずです。

一見、当たり前のように感じますが、じつはこれは、どう考えてもおかしいのではないでしょうか。

「記憶したことを忘れることができない」と言っている人が、同時に、「記憶したいこと

が記憶ができない」と言っているからです。

もし、イヤなことが忘れられないのであれば、英単語も忘れないはずです。

逆に、英単語を忘れてしまうのであれば、イヤなこともすぐに忘れられるはずです。


「そんなことを言われても、勉強は忘れるし、イヤなことは覚えているんだから、仕方がないじゃないか」


と言いたくなる人もいるでしょう。

では、お聞きします。

あなたは、「正しい記憶のメカニズム」を知っていますか？

そう言われたら、ほとんどの方が、「正しい記憶のメカニズムなんか知らない」と答えるのではないでしょうか。

あなたがイヤなことを忘れることができない理由。

それは、**「正しい記憶のメカニズム」を知らない**からです。

「正しい記憶のメカニズム」を知ってしまえば、忘却術は、まさにその逆。

ひっくり返すだけで、あなたは、「正しい忘却のメカニズム」を手に入れることができるのです。

そもそも人は、忘れるようにできている

記憶術のなかで、もっとも有名な図表が存在します。

それが、**エビングハウスの忘却曲線**です（詳しくは『本当に頭がよくなる1分間記憶法』SBクリエイティブ参照）。

この曲線によれば、人は、20分後には、44%を忘れ、56%しか覚えていない。

1時間後には約55%を忘れ、約45%しか覚えていない。

1日後には、74%を忘れ、26%しか覚えていないということです。

ということは、単純に考えれば、イヤなことがあったとしても、翌日には74%は忘れている、ということがいえます。

エビングハウスの忘却曲線

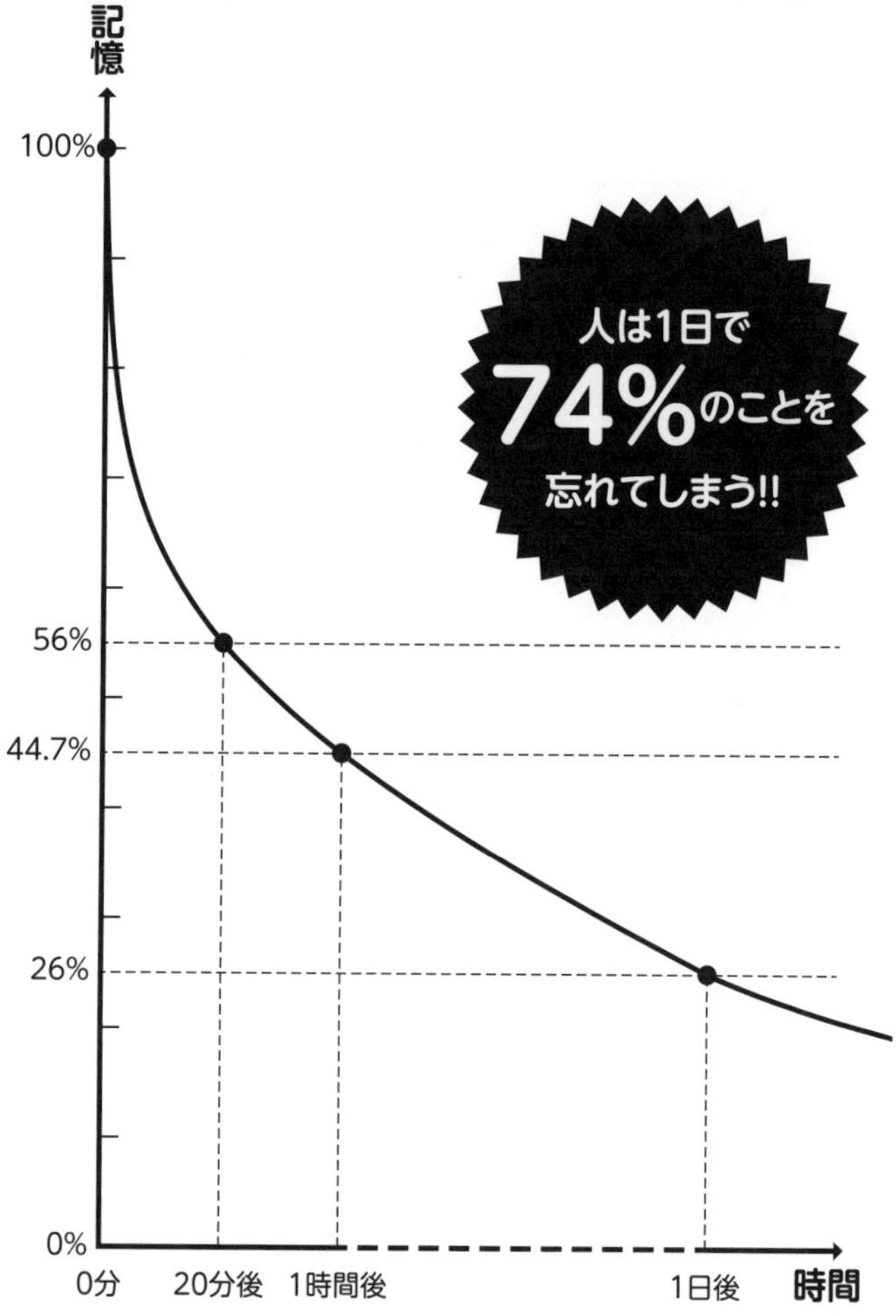

「時が解決してくれる」とは、よくいわれる言葉ですが、まさにその通り。

時間が経過すれば、人は物事を忘れるようにできているというわけです。


大人になってから、1歳のときの記憶を持っている人はいませんし、小学生時代の記憶も、あなたは、ほとんど忘れているはずです。

そうです。**あなたは、イヤなことを忘れる技術を、すでに手に入れている**のです。

「時が経《た》てば」、イヤなことは忘れられるのですから、「時間経過」という武器はすでに手に入れているというわけです。

とはいえ、

「大丈夫ですよ。イヤなことがあっても、10年後には忘れていますから」

と言われても、困りますよね。

「できれば、いますぐに忘れたいんだ」

ということが、あなたの希望なわけです。

私は過去に、『本当に頭がよくなる1分間記憶法』（SBクリエイティブ）という本を出版しています。

この本は、「いかに、1分で、大量のことを暗記できるか？」という「スピード記憶」に特化した本でした。

今回は、その逆です。

「いかに、1分で、イヤなことを忘却できるか？」という「スピード忘却」に特化した本になっているのです。

暗記の達人が、忘れられる達人になれる

「百人一首かるた」の名人は、どこに札《ふだ》が配置されているかを、短期間で暗記をするため、「記憶の達人」のように、世間からは思われています。

しかし、それは違います。

「百人一首かるた」で一番難しいのは、前回の対戦のときの札の配置を「忘れる」ことで

す。忘れることができないと、「前回の対戦のときと、札の配置が同じままだ」と脳が勘違いして、身体が勝手に動いてしまうからです。

百人一首かるたの名人は、「記憶の達人」であると同時に、「忘却の達人」でなければいけないというわけです。

イヤなことを引きずってしまう人は、「記憶の達人」ではないから、忘れることもできないということに、気づいてください。

そう。あなたは**「記憶の達人」ではないから、「忘却の達人」になれていない**、ということなのです。

レスリングでも、技をかける達人は、同時に、技から抜け出す達人でもあります。

ボクシングでも、右ストレートは達人クラスだが、防御はからきしダメというチャンピオンはいません。

防御がしっかりできていれば、攻撃もできます。

「攻防一体型」が基本です。

イヤなことを忘れるときも、同じです。

記憶術の天才ならば、忘却術も達人クラスになれるのです。

クラスで一番の秀才と呼ばれるような人は、学校でイヤなことがあっても、家に帰るとすぐに勉強に集中できたのではないでしょうか。

記憶をするのが上手だからこそ、忘れることも得意だったのです。

忘却術は、現代人の必須スキルである

「毎日毎日、やらなければいけないことで追われて、忙しすぎる」という方が、ほとんどのはずです。

ならば、イヤなことがあって、それを忘れられずに落ち込んでいるのは、時間の無駄です。

キラキラと前向きに生きている1時間も、ガクンと落ち込んでいる1時間も、同じ1時間です。

ならば、イヤなことは1分間で忘れて、次のことを始めたほうが、あなたの人生において、大いなる利益につながるのではないでしょうか。

この本は、イヤなことを忘れられずに、なかなか次の行動に移せないでいる、あなたのために書きました。


一度きりの人生です。

イヤなことを引きずっている時間は、人生において、無駄な時間です。

そんな時間があったら、楽しいことに時間を使ったほうがいいはずです。

なかには、イヤなことがあって、1年、2年、10年と引きずっている方もいるでしょう。

1分で忘れて、次に行く習慣ができれば、あなたは毎日、笑顔でいられるはずです。

イヤなことは、誰にでも起きます。

ただ、それをすぐに忘れられる人と、引きずる人がいるというだけなのです。

時給1000円の人にとっては、1時間落ち込んで仕事ができなかったら、1000円の損失です。

時給1万円の人にとっては、1時間落ち込んだら、1万円の損失です。

もちろん、何が起きても落ち込まない方にとっては、この本は必要ないかもしれません。

しかし、もしあなたが将来、1時間でも落ち込む可能性があるのであれば、この本は、とても費用対効果の高い投資だと言えるでしょう。

1時間の落ち込みが、1分間に短縮できる可能性があるのですから、あなたにとってこの本の値段は、買った瞬間に元を取ったことになります。

この本は、あなたが落ち込んだときのために手元に置いていただけるよう、書きました。

あなたが落ち込んだときに、

「そういえば、イヤなことを1分間で忘れる技術が書いてある本があったはずだぞ」

と思い出していただければ、そのときに、この本は効果を発揮するはずです。

人生で、**悩んでいる時間は、時間の無駄です。**

前だけを向いて歩くために、あなたの時間は存在するはずです。

いま、あなたは人生の岐路《きろ》に立っています。

イヤなことがあって、1時間、1日、いや数ヵ月と落ち込む人生か。

イヤなことは1分間で忘れて、とっとと次に行く人生か、です。

どちらを選んでも、あなたの自由です。

一度きりの人生なのですから、1分でも多く、笑顔でいられたほうがいいと思うのですが、いかがでしょうか。

さあ、笑顔であふれる人生への一歩を、この本を読むことで、踏み出しましょう。

石井貴士

目次

はじめに――
忘却術を学べば、1分間でイヤなことは忘れられる 1
・忘却術を自分のものにするために、記憶術を学ぶ 3
・そもそも人は、忘れるようにできている 5
・暗記の達人が、忘れられる達人になれる 8
・忘却術は、現代人の必須スキルである 10

序章
記憶のメカニズムと、忘却のメカニズムを知る
記憶の仕組みを知れば、自由自在に忘れられる 26
「短期記憶」と「長期記憶」 27
「単純記憶」と「イメージ記憶」 28

第1章

「落ち込まない思考回路」を手に入れる

イヤなことを忘れることができないのには、理由がある 32
「単純記憶」を逆手に取れば、イヤなことも忘れる」ことができる 33
イヤなことは、イメージから消す 35

ネガティブ感情の「解決法」を知る 42
もし、100万円を落としたら？ 43
心理学のABC理論を知れば、落ち込む回数が減る 45

前向きになるための「手段」を知る 48
「イラショナル・ビリーフ」を捨てると、前向きになれる 49
決めつけ癖をなくす 53

忘れるための「行動」を知る 56
準備をしていれば、落ち込まなくなる 57
誰よりもバットを振れば、落ち込まなくなる 61

第2章

ハードルを下げて、落ち込みを防止する

完璧主義が、落ち込みの原因になる 64

一気にがんばって直後に落ち込むよりも、65点を継続させるほうが素晴らしい 65

「78：22の法則」で生きる 67

65点主義になる 69

努力は「総量」で考える 72

自分一人が努力するより、全体で見る 73

一発で成功しようとするのではなく、成功するまで球を打ち続ける 74

もし、がんばってもうまくいかなかったら……。 76

ダメだったときは、「方法がわかった」と切り替える 77

プランBを用意しておく 78

すぐに次に行くための考え方 82

人生は、テストマーケティングである 83
他人の目よりも、自分の目を気にする 86

第3章

イヤなことを1分間で忘れるための「マインドチェンジ」

くじけそうになったら、考え方をこう切り替える 92
ピンチはヒーローにしか訪れない 93
あなたにイヤなことをする人は、神様の使いである 94

ものごとをプラスにとらえるマインドチェンジのコツ 96
イヤなことがあったら、アイデアだと考える 97
「1億円の法則」で落ち込まなくなる 98

逃げてしまえ! 100
「逃げてもいいイヤなこと」もある 101
夜にイヤなことがあったら 104

第４章

イヤなことを1分間で忘れるための「7つの行動習慣」

心理学を応用したアクションを実践する

108
① 口をあけて、上を向く 109
② 紙にイヤなことを書いて、丸めてゴミ箱に捨てる 112
③ 大声を出すと、イヤな気持ちを忘れられる 114
④ 静かな空間にこもる 116
⑤ イヤなことがあるたびに、美容院に行く習慣をつける 118
⑥ イヤなことがあったら、映画館に行く 120
⑦ 木火土金水が揃っている「温泉」に行く 122
【まとめ】「時間がどのくらいあるか」で行動を変える 124

第5章

第三者を利用すれば、忘れられる

どんどん、人のせいにしてみよう 128
相手の能力が低いだけだと考える 129
すべては指導者の責任だと考える 132
「プロ上司」というのは、存在しないと知る 136
筋違いの腹を立てない 137
イヤな気持ちにさせる側にも、エネルギーがいる 138
イヤなことは伝染してしまうと意識する 140
怒りは引火する 141
イヤなことは、予測しておく 143
コラム―弁護士さんに相談して、イヤなことを忘れた話 146

第6章

シチュエーション別 忘れる技術

シチュエーション①「ビジネス編」150
「怒られた……」151
「上司が理不尽なことばかりを言ってくる……」154
「リストラされた……」157
シチュエーション②「恋愛編」160
「好きな人に、つらく当たられた……」161
「LINEで既読スルーをされた……」163
「恋人にフラれた……」166
シチュエーション③「友人関係編」168
「いじめにあっている……」169
「騙された、詐欺にあった……」173

めんどくさい人間関係にうんざりしたら 178
「知らない人との人間関係」か、
「知っている人との人間関係」か、場合分けをして考える 179
知らない人は、他人なので気にしない 181

終章

「自分がイヤだ」という人へ

忘れることで人生は豊かになる 186
人生は、ポーカーゲームだ 187
10点満点で、いま何点かを考える 190

おわりに――

イヤなことがあったら、次の行動に移そう 195

ブックデザイン　池上幸一

イヤなことを1分間で忘れる技術

序章

記憶のメカニズムと、忘却のメカニズムを知る

記憶の仕組みを知れば、自由自在に忘れられる

「短期記憶」と「長期記憶」

「暗記が苦手なんです」という方に、「記憶には、どんな種類があるか知っていますか?」と聞くと、ほとんどの方が知りません。

暗記が苦手だという前に、記憶術に関する知識がなければ、前には進めません。

「野球が苦手なんです。野球のルールは知らないですけど」と言われたら、「まず、ルールを勉強してから、苦手だと言ってくれ」と言いたくなるはずです。

暗記が苦手だと言う前に、記憶術についての知識がないと、あなたが暗記が苦手なのかどうかも、判定できないのです。

記憶には、2つの種類あります。

それは「短期記憶」と「長期記憶」です。

①「短期記憶」……20秒以内
②「長期記憶」……それ以上

と覚えていただくと、わかりやすいです。

「記憶が定着する」ということは、言い換えれば、「短期記憶」が「長期記憶」に移っていくということです。

「20秒以内だった記憶が、20秒以上になっている状態」が、「記憶が定着している」ということです。あなたがいま、20秒以上前の、イヤなことを覚えているとしたら、短期記憶が長期記憶に移ってしまっているということなのです。

「単純記憶」と「イメージ記憶」

時系列で言えば、記憶には、「短期記憶」と「長期記憶」の2種類だけが存在しますが、さらに言うと、記憶のパターンには、2つの種類あります。

①「単純記憶」(単純反復記憶)

②「イメージ記憶」(エピソード記憶)

この2パターンです。

①の単純記憶は、別名「単純反復記憶」と呼ばれています。

あなたが、「織田信長」という人名を覚えているのは、何度も繰り返し、刷《す》り込まれたからです。一方で、一度しかテストに出なかった歴史上の人物は、忘れているはずです。

繰り返して覚えるのが、単純記憶です。

②のイメージ記憶は、別名「エピソード記憶」と呼ばれます。

エピソードとともに覚えていることが多いので、エピソード記憶という名前もついていますが、私は、「鳥や馬などのイメージだけで、エピソードがなくても覚えているケース」があるため、エピソード記憶という言葉は使わず、「イメージ記憶」と呼んでいます。

イメージ記憶の典型的な例は、「語呂合《ごろあ》わせ」です。

「鉄砲伝来は、1543年です」と覚えるよりも、「鉄砲伝来、イッパツゴツン、尻から3発」と覚えたら、イメージとともに、長期記憶に落とし込めます。

では、イメージ記憶のほうが、単純記憶よりも優《すぐ》れているのかというと、そういうわけではありません。

イメージ記憶は、想起《そうき》するのに時間がかかるという弱点があります。

たとえば、「cat」という英単語を覚えるときに、「キャッキャッキャッキャッと猫が叫ぶ」と語呂合わせで覚えたとします。

すると、「cat」という英単語が出てくるたびに、「キャッキャッキャッキャッと猫が叫ぶ」というフレーズが、頭のなかでこだますることになります。

そうなると、文章を読むのが遅くなります。

「deny：否定する」という意味の英単語があります。

この英単語の語呂合わせは、「試験に出ない、出ないと否定する」と覚えますが、問題点としては、この英単語は、よく試験に出るのです。

試験に出るたびに、「試験に出ない、出ないと否定する」と思い出してしまうので、英語の長文を読むスピードが、遅れてしまいます。

「単純記憶」と「イメージ記憶」は、どちらが優れているというわけではなくて、ジャンルによって、覚え方を分けるのが正解です。

「単純記憶」　英単語、日本史、世界史などの歴史教科

「イメージ記憶」　歴史の年号、古文単語

以上のように使い分けることで、暗記ははかどります。

ならば、イヤなことに関して言えば、記憶術とは真逆の方向性を取ればいいわけです。

単純記憶をせずに、イメージ記憶にも残さなければ、1分間で忘れることができるのです。

イヤなことを忘れることができないのには、理由がある

「単純記憶」を逆手に取れば、イヤなことも忘れることができる

脳は、繰り返されたものを重要だと認識し、記憶に定着させます。

何度も流れているテレビのCMを見て、人は「ホンモノだ」と思うわけです。

「結婚指輪は、給料の3ヵ月分」というのは、論理的な根拠《こんきょ》はありません。

しかし、繰り返し何度も言われたら、「そうなのかもしれないな」と思ってしまいます。

10年前には、「ハロウィン」というイベントは、日本ではほとんど見られませんでした。

しかしいまでは、「ハロウィンでは仮装をするのが普通だ。子どもが仮装をして、家のチャイムを鳴らせば、お菓子がもらえる」と思い込んでいる人は、とても多いです。

繰り返しテレビで放送されたことで、ハロウィンというイベントが存在するのが、多くの人にとって当たり前だと認識されたからです。

繰り返されたものを、脳は「正しい」と勘違いします。

子どものころから「お前はバカだ」と繰り返し言われたら、「私はバカである。これは正しい」と脳が勘違いします。

逆に、「あなたは天才よ」と言われ続けたら、誰が何と言おうが、「私は天才である。これは正しい」と信じ込むことができるわけです。


そう考えると、多くの人が、イヤなことを忘れられない理由が、わかります。

それは、何度も頭の中でリフレイン（繰り返し）をしてしまっているからです。

「お前はダメだ」と言われて、何度も頭の中でリフレインしてしまったら落ち込みます。

「どうしてお前は、こんなに仕事ができないんだ」と上司から言われたら、頭の中で繰り返し思い出してしまうから、落ち込むのです。


脳は、繰り返したものを「正しい」と思い込む。ならば、繰り返されないものは、重要ではないと脳が認識してくれるということです。

イヤなことを忘れるためには、脳の中で繰り返さないことが、前提として大切になってくるのです（脳の中で繰り返さなくなるメソッドについては、後述します）。

イヤなことは、イメージから消す

前述したイメージ記憶には、

① エピソードあり

② エピソードなし

の2種類があります。

多くのイヤなことは、「上司に怒られているシーン」「好きな人にフラれたシーン」といった、①の「エピソードあり」のイメージ記憶だから、記憶に定着して、落ち込んでしまうわけです。

歩いていて、「猫のなきがらを見てしまった」ということも、イヤなことです。

いま、あなたは、想像してしまったはずです。イヤな気分になりませんでしたか？（すみません。あえて不快な気分になっていただきました）

しかしながら、1時間後には、忘れているはずです。というのも、ほとんどの場合、これはあなたの実体験とつながったエピソードではないからです。

つまり、1の「エピソードあり」の記憶にも、2種類あるのです。

1↓自分が当事者

2↓自分が当事者ではない

この2種類で、1のほうが、より記憶に鮮明にとどまってしまいます。

暗記術では、それを利用して、自分をいかにエピソードに登場させるかがカギになります。

たとえば、古文単語で「ことごとし」という単語があります。

意味は、「おおげさだ」という意味です。

どうやって語呂合わせで覚えるかというと、「コートごと仕送り、おおげさだ」と覚えます。

自分がテニスをしているときに、母親がテニスコートごと、宅配便で仕送りをしてくるシーンを思い浮かべて、「おおげさだなあ」と思えば、覚えられます。


あなたが上司から怒られて、イヤな思いをしたという場合は、あなたが登場人物になっているから、イヤな気持ちを引きずってしまうのです。


では、どうしたら、イヤな気持ちを消せるのでしょうか。

それは、登場人物のあなたと上司を、動物に替えればいいのです。

上司があなたに怒っているシーンを、ハブがマングースに襲いかかっているシーンに上書きをします。

その瞬間に、あなたのイヤな気持ちは、消えたはずです。

なぜかというと、上司があなたを怒っているシーンよりも、ハブがマングースに襲いかかっているシーンのほうが強烈で、さらには、登場人物から、あなたも上司も消えているからです。

いま、何が起きたのかというと、

「イメージ記憶で、エピソードありで、自分が当事者だったもの」

↓

「自分を当事者から外し、違うエピソードに置き換え、違うイメージとして定着させた」

と、切り替えたわけです。

つまり、「イヤな気持ち」→「どうでもいい気持ち」への変換が成功したのです。

このように、記憶のメカニズムを知り、逆手に取ることができれば、イヤなことは1分間で忘れることができるのです。

記憶のメカニズム

短期記憶 ➡ 20秒以内の記憶

長期記憶 ➡ 20秒以上の記憶

記憶の2つのパターン

❶単純記憶

❷イメージ記憶

- エピソード 無
- エピソード 有
  - 自分が当事者
  - 自分が当事者ではない

忘却のメカニズム

変換することで忘れられる!!

第1章

「落ち込まない思考回路」を手に入れる

ネガティブ感情の「解決法」を知る

もし、100万円を落としたら？

落ち込む理由は、解決策がないからです。
たとえばあなたが、「100万円を落としてしまった」としましょう。
想像してみて、いかがでしょうか？
おそらく、相当落ち込むはずです。
そんなときに、1日に100万円を稼ぐ方法を知っていたら、落ち込むでしょうか。
30日で1000万円を稼ぐ方法を知っていたら、落ち込むでしょうか。
おそらく、すぐに気持ちが切り替えられるはずです。

何が言いたいかというと、あなたが落ち込んだのは、「100万円を落とした」という事象が原因ではなかったということです。

「100万円をすぐに稼ぐ方法を知らなかった」ということが原因で、落ち込んでいたにすぎないのです。

ビル・ゲイツ氏もイチロー選手も落ち込むのであれば、それはあなたも落ち込んで構わないことなのです。

ですが100人中100人が落ち込むことではないのであれば、あなたの知識が不足していて、**解決策を知らないから、落ち込んでいるに過ぎない**のです。

資産が8兆円以上ともいわれるビル・ゲイツ氏が、100万円を落としても、おそらく「ふーん」で済むでしょう。

彼は毎日、為替《かわせ》の動きだけで、100億円以上も資産が変動するといわれています。

毎日のように100億円近くの損があり、100億円近くの利益があるのですから、100万円を落としたとしても、「気にしないこと」が解決策だと知っています。

イチロー選手が100万円を落としたら、「がんばって1本ヒットを打てばいいか」と気持ちを切り替えられます。

「どうしたらいいか？」という解決策さえ知っていれば、落ち込む回数は激減するのです。

心理学のABC理論を知れば、落ち込む回数が減る

心理学の論理療法では、「ABC理論」という理論が存在します。アルバート・エリス博士が、1955年に提唱した心理療法です。

物事には、

【A】（affairs：事象。もしくはActivating event：出来事）
【B】（belief：信念、受け止め方）
【C】（consequence：結果）

以上の3つがあり、同じAがあっても、Bが変われば、Cである結果が変わるということです。

たとえば、

【A】離婚をした
【B】私は夫（妻）から捨てられた、ダメな人間だ
【C】落ち込む

という方がいるとします。

その一方で、

【A】離婚をした
【B】これで、世の中の独身男性（女性）が選び放題だ！
【C】婚活パーティーに、毎日行くぞ！　ラッキーだ！

という方もいるわけです。

離婚をしたというA（事象）は同じでも、B（受け止め方）が違うだけで、C（結果）が変わってくるわけです。

イヤなことがあったら、

「どんなB（信念）があれば、プラスのC（結果）が生まれるのだろうか」

と考え始めるだけでも、あなたはイヤなことを半分以上乗り越えているといえるのです。

ABC理論で考える

あなた ➡ 会社をリストラされた

A リストラされた…

B 明日から稼ぐ方法がない…

C 絶望する…

⇩

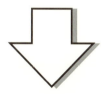

Ⓐ リストラされた

Ⓑ もっといい会社を探せるチャンスだ

Ⓒ 私はなんて幸せ者なんだろう

前向きになるための「手段」を知る

「イラショナル・ビリーフ」を捨てると、前向きになれる

アルバート・エリス博士によれば、B（信念）には、2つあるといいます。

① ラショナル・ビリーフ（合理的な信念）

② イラショナル・ビリーフ（非合理的な信念）

この2つです。

多くの人は、非合理的な信念があるから、落ち込んでしまうのです。

「好きだった人にフラれた」というAがあると、「自分に魅力がなかったんだ」というイラショナル・ビリーフ（非合理的な信念）を信じ込んでしまい、へこんでいる人もいるはずです。

しかし、「自分に魅力がないからフラれた」というのは、100%合理的に正しいのでしょうか。

たまたま、相手にすでに恋人がいたのかもしれませんし、来週、結婚式を控えている人だったのかもしれません。

仕事でイライラしているときに告白されて、断りたかっただけなのかもしれません。

相手に見る目がなかっただけかもしれません。

以前、友人の女性がプロ野球選手と合コンをして、ひとめぼれをされ、出会った当日に、

「結婚を前提につき合ってほしい」

と言われたそうです。

ですが、彼女は、

「どうせ2軍選手なんでしょ？　1軍選手が合コンに来るわけがないんだし。あなたとなんか、つき合うはずがないじゃないの」

と言って、その日に断ってしまいました。

翌日、プロ野球選手名鑑を見ると、彼はバリバリの1軍選手で、年俸3億円と書いてあったのです。

「どうしたら、やり直せるのかしら?」

と彼女は後悔したそうなのですが、結局、連絡が取れないまま、彼は、ほかの女性と結婚してしまったという話があります。

お金で男性を判断する傾向が強い、ゲンキンな女性ではありましたが、彼女のイラショナル・ビリーフは、こういうものです。

「年俸3億円の選手が、私の目の前に現れて、突然『結婚してくれ』と言ってくるはずがない」

「合コンに来るようなプロ野球選手は、2軍選手だけだ」

というB(信念)です。

「世の中は、突然何が起きても、おかしくない」

というB(信念)を持っていれば、相手の連絡先くらいは聞いていたはずです。

「男は年収だ」という信念も、イラショナル・ビリーフです。

いまお金持ちでも、10年後には破産しているかもしれませんし、いま貧乏でも、10年後には大金持ちになっている可能性があるからです。

「男は現時点で持っているお金だけで判断すべきではない。将来性だ」というほうが、まだ、合理的な判断であるといえます。

とはいえ、一生、未完の大器のまま終わる人もいるので、なんともいえないところではありますが。

「男は顔で判断する」というのもイラショナル・ビリーフならば、「男は学歴だ」というのも、イラショナル・ビリーフです。

顔は年とともに衰《おとろ》えるかもしれませんし、東大卒でもフリーターになる時代です。

「男は優しさだ」と言っても、優しいふりをしているだけかもしれません。

「男は資産家に限る」と言っても、突然、ハイパーインフレが起きて、日本円が紙くず同然になる可能性もあります。

「100億円の土地を持っているんだぞ」と言っても、突然、日本のいたるところで地震が起きて、日本そのものに住めなくなってしまえば、価値はなくなります。

「決めつけ」があるところに、「裏切られた」という気持ちが生まれます。

あなたが、決めつけを多くしていればしているほど、人生においては、落ち込む回数が増えていくのです。

決めつけ癖《ぐせ》をなくす

「財布は、落とさないものだ」

と思っていて、財布を落としたら、落ち込みます。

「財布は落とすものだ。だから、キャッシュカードとクレジットカードと現金は、別のところに入れておけば、落としたときに、落ち込みが緩和《かんわ》される」

と思っていれば、ショックは少なくて済みます。

「会社に一度入ったら、定年まで勤めあげられるに違いない」

という決めつけがあると、突然リストラをされたり、会社が倒産したときに、落ち込みます。

「会社の寿命は、まず定年まで持たないだろう。だからこそ、いつでも起業できる準備をしておくべきだ」

と考えていれば、リストラされたとしても、落ち込みは軽減されます。

「老後は、夫婦水いらずで過ごしたい」

と思っていたら、定年と同時に離婚届を出されるという熟年離婚は、

「離婚届は出されないはずだ」

という決めつけが原因で、激しく落ち込みます。

熟年離婚されないための対策を、新婚のときからしていましたか？

子どもが生まれる1ヵ月前は、毎日妻につき添っていましたか？

出産には立ち合いましたか？

子どもが3歳になるまで、週に2回以上、お風呂に入れましたか？

それらを聞くと、熟年離婚をされた男性の大半は、していません。

悪くなる原因がたくさんあったのに、よい結果しかあるはずがないと決めつけていると、悪い結果が出たときに、その落差に落ち込みます。

常日頃から、

「そうかもしれないが、そうではないかもしれない」

と考える習慣があると、落ち込み癖がなくなります。

決めつけ癖があると、裏切られる結果ばかりが目の前に現れてしまうのです。

忘れるための「行動」を知る

準備をしていれば、落ち込まなくなる

アリとキリギリスの童話に出てくる、キリギリスのような人生を送っていて、将来の準備をしていなければ、突然の不幸に落ち込んでばかりの人生になります。

逆に、アリのように、いつも準備をしていれば、突然の不幸な出来事があっても、落ち込む回数も減ります。

「ブラック企業に入ってしまった」という場合は、そもそも、就職活動をするときに、就職予備校に入っていなかったことが原因の一つです。

「就職するのに、予備校に通う必要があるの？　大学受験じゃあるまいし」と、いまだに思っている人がいるかもしれません。

就職で、給料がいい会社に入るかどうかで、生涯年収が2億円になるか、6億円になるかが変わってきます。

就職活動は、４億円の差額をゲットするためのものだと思えば、就職予備校に通わないほうが、おかしいことがわかります。

「就職は、ご縁で決まるんだ」と言って対策を立てないと、まず、履歴書（エントリーシート）の段階で落とされて、面接さえ受けさせてもらえません。

就職活動の時点で意識が低いと、そのままブラック企業に勤める可能性が出てきてしまうわけです。

就職予備校に通っていれば「あそこはブラック企業だよ」という情報が、自分のところに回ってきたかもしれません。

仕事は、23歳で就職して、65歳まで勤めると仮定すると、42年はその会社にいることになります。

人生が84歳で終わるとすると、人生の半分を会社で過ごすことになります。

それほどの一大事が、就職活動で決まってしまうわけですから、ここで本気を出さないといけないのに、就職予備校さえ通わないという方が、いまだにいます。

10万円でも100万円でも、就職予備校にはつぎ込むべきだというのが、私の考えです。

私はアナウンサー出身ですが、就職にはかなり苦労しました。

アナウンサーになろうと決意して、アナウンススクールは3つかけもちをし、就職予備校にも通いました。

就職活動では100万円以上使いましたが、それだけ準備をしたからこそ、いまの自分があると思っています。

もし、私がアナウンススクールにも通わず、就職予備校にも通わず、アナウンサー試験に落ち続けたとしたら、立ち直れないくらい落ち込んだはずです。

誰にも負けない準備をしていれば、面接で落ちたとしても、**「これだけ準備をして落ちたんだからな。仕方がない」**と開き直って、次の試験に備《そな》えることができます。

私は27社目にしてアナウンサーに内定できましたが、誰にも負けない準備をしていたという自負があったからこそ、26社からノーを突きつけられても、前向きにがんばることができたわけです。

イチロー選手でさえ、６割以上はヒットが打てずに、失敗します。

そのたびに、落ち込んでいるかというと、そうではないはずです。

誰にも負けないくらい練習をして、準備をしていれば、落ち込まなくなります。

あなたが、うまくいかないことがあって落ち込んでいるとしたら、それはまだまだ、準備が足りないというだけです。

「プレゼンに失敗した」という人は、おそらくシミュレーションもしていなければ、模擬《もぎ》練習もしていないはずです。

お金をかけて、「プレゼンのための話し方セミナー」に行ったこともないはずです。

「スティーブ・ジョブズのスピーチは完璧だ」と思った方もいるでしょう。

しかし彼ほどの人物でも、スピーチコンサルタントをつけて、「ここで笑顔をつくる」「ここでガッツポーズをする」というところまで、細部まで練り込んで、練習を重ねたから、最高のスピーチができたわけです。

あなたが落ち込んだ理由は、準備不足が原因だった可能性が高いです。

万全の準備をしていれば、落ち込みは最小限になるはずなのです。

誰よりもバットを振れば、落ち込まなくなる

「野球選手には、人間関係で悩む暇などない。そんな暇があったら、バットを振る」というミスタージャイアンツ・長嶋茂雄さんの言葉があります。

上手になれなくて悩んでいるならば、上手になるための練習をする時間に充《あ》てればいいのです。

「話が下手なんです」というコンプレックスを持っている人が多いですが、「では、スピーチレッスンの講座に行ったことがありますか？」と聞くと、たいていはないのです。

それだと、話が下手だというのが、10段階中2なのか、5なのかがわかりません。

現状がわからないのであれば、対策を立てようがないのです。

「お金がなくて困っています」というのであれば、「では、お金持ちになるためのセミナーに行ったことがありますか？」というと、たいていの人は、ありません。

「モテなくて困っています」というのならば、「モテセミナーに参加したことはありますか?」というと、まず、ありません。

多くの人は、バットを一度も振らずに、「困った」と言っているのです。

バットを振っていれば、悩んでいる暇など、なくなります。

一度でも多くバットを振れば、イヤなことが起きても、またバットを振るだけなので、落ち込んでいる時間そのものがゼロになるのです。

第２章

ハードルを下げて、落ち込みを防止する

完璧主義が、落ち込みの原因になる

一気にがんばって直後に落ち込むよりも、65点を継続させるほうが素晴らしい

完璧主義になると、毎日のように落ち込みます。

「100点でなければダメだ」

と思っていると、100点を取れるケースはめったにないので、毎日のように落ち込むことになります。

もし、65点でいいと思っていたら、65点を超えた日は笑顔、65点を下回ったら、落ち込めばいいということになるので、落ち込む回数は減ります。

「そんなことを言われても、常に100点でなければ困るんだ」

と言う方もいるでしょう。

「常に〜でなければならない」という思考回路は、落ち込み癖とセットになる「イラショナル・ビリーフ（非合理的な信念）」です。

完璧主義の人は、周りの人から見て、「融通《ゆうずう》が利かない人だ」「頭が固い」と言われて、嫌われます。

「こんなにがんばっているのに、誰からも認めてもらえない」と言って、また落ち込むというスパイラルの繰り返しです。

人は、短所があったほうが、愛されます。

ドラえもんも、「ねずみが苦手」という弱点があるから、愛されるキャラクターになっています。

もし、完璧なドラえもんがいたら、四次元ポケットから、常に完璧な道具を出してしまい、逆に怖いキャラクターになってしまいます。

完璧主義ではなく、弱点があったほうが、結局のところ多くの人から愛されて、落ち込む回数も減っていくのです。

「78：22の法則」で生きる

人生を100点満点で考えると、完璧主義に陥《おちい》りがちです。
人生は100点満点ではありません。
人生は、78点満点です。

「78：22の法則」というものがあります。
これは、宇宙は「78：22」の割合で成り立っているというものです。
地球上は、海が78％、陸地が22％。
空気中の窒素は78％、酸素などの窒素以外が22％。
人間の身体は、水が78％、それ以外が22％。
会社の売上も、上位22％の人が全体の78％の売上を上げているといわれています。

この法則に照らし合わせて考えれば、満点は78点だということになります。

地球上で、海が78％以上でも困りますし、窒素が78％以上でも困ります。

人生のルールも、100点満点ではなく、78点満点で考えれば、楽に生きることができるのです。

自分自身は78点分の努力をして、22点分はほかの人に任せる。

78点までは取るように努力をするが、22点はいずれの改善点として残す。

「100点満点で、100点を取らなければいけない」

と思って生きるよりも、

「78点満点なのだから、どれだけがんばっても78点だぞ」

と思って生きたほうが、落ち込む回数も減ります。

もし、**100点満点が取れるとしたら、それは、問題が簡単すぎるということです。**

小学生の問題であれば満点が取れますが、社会に出て満点が取れるような簡単な問題はめったにありません。

常に78点しか取れないレベルの問題に挑戦しているというのが、社会人としての正しいあり方です。

あなたが100点満点が狙《ねら》えるようなことに挑戦しているとしたら、それは逆に、ぬるすぎる生き方だということになります。

100点満点は、宇宙の法則に逆らう生き方で、78点満点は、宇宙の法則に従った生き方なのです。

65点主義になる

78点満点で考えたときに、合格ラインは何点でしょうか。

毎日の合格ラインは、65点です。

65点をクリアしたら、その日はいい一日だと、自分をほめる癖をつけます。

100の仕事が目の前にあって、今日中に100のすべてをこなさなければならないと思うと、完璧主義になります。

がんばったとしても78で終わらせて、残りの22は、明日の分に残しておきます。

合格ラインは65、満点を78にしていくと、長続きします。

もし、100の仕事を一日でやりきってしまったら、翌日に疲れがどっと出て、

「昨日あれだけがんばったんだからいいや」

と、逆にパフォーマンスが落ちてしまう可能性があります。

短距離ランナーではなく、長距離ランナーを目指して毎日を生きることが大切です。

毎日、がんばりすぎてしまうと、必ずどこかで反動が来ます。

「運動する時間を見つけられないものは、病気になる時間を見つけるだろう」

という格言がありますが、常に余力を持つことのほうが、毎日を健康的に生きることができます。

今日はがんばったから100点、翌日は疲れて何もしなかったから0点、次の日はがん

ばって100点、その次の日は疲れて何もせずに0点という人と、65点で4日間仕事をした人であれば、4日後の総得点は、前者は200点、後者は260点です。

しかも、後者の人のほうが、仕事以外のこともできるので、人生をエンジョイすることもできています。

65点主義で、がんばったとしても78点で止めておく。

こうしておくことで、落ち込み癖が減り、最終的なパフォーマンスも上がるのです。

努力は「総量」で考える

自分一人が努力するより、全体で見る

落ち込み癖が強い人は、何でも自分で抱え込もうとします。

それよりは、ほかの人に代わりにやってもらったほうが、総合的なパフォーマンスが上がります。自分一人でがんばって100の仕事をするよりも、自分は何もしないで、4人の人に30の仕事をお願いしたら、総合で120の仕事量になります。

社長一人が営業したら、もっともパフォーマンスが高いのは当然ですが、限界は2億円だといわれています。だから会社は、年商2億円の壁をなかなか越えられないのです。

一方で、社長以外の営業マンは、社長の能力の3分の1ともいわれます。

社長の選択としては、自分以外の3人の営業マンを雇《やと》えばいいというのが正解なのですが、なかなか能力が自分の3分の1しかない営業マンに給料を出したくないと思ってしまい、会社が2億円の壁を越えられないのです。

結果として、社長は、「どうしてお前らは、俺よりも仕事ができないんだ」という不満を常に持ち続けるということになります。

営業マンの能力は自分の3分の1で、毎日のパフォーマンスが65点だとすると、3分の1×65％＝0・22となります。

0・22ということは、22％なので、ここでも78：22の法則が当てはまります。

社長が78がんばって、社員が22がんばっている会社というのが、小さい会社としては、宇宙の法則に則《のっと》っている、理想的な会社なのです。

一発で成功しようとするのではなく、成功するまで球を打ち続ける

「一発で成功しないとダメだ」と思っていると、落ち込みます。

ゴルフで、ホールインワンが決まらなかったたびに「ダメだ」と思っていたら、ゴルフが嫌いになります。ルールでも、このホールはパー3、パー5と決まっています。

一発ではなく、3回でカップに入れればいい、5回でカップに入れればいいわけです。

プレゼンで企画を通そうというときにも、「100点満点の完璧な企画書をつくって、一発で通そう」と思って、徹夜でがんばった挙句《あげく》にダメだったら、落ち込みます。

それよりも、**78点の企画を出して、あとの22点分は、会議でほかの人の意見を取り入れようと思っているくらいのほうが、力が抜けてうまくいきます。**

「本を出版したいです」という人のなかには、「出版社を当たって、いきなり出版が決まらなければ、自分には才能がない」と思ってしまう人がいます。

こういう人は、打たれ弱いタイプなので、すぐにあきらめてしまいます。

私自身、アナウンサー試験を受けたときには、27社目で内定が出ました。

処女作を出版するときも、13社目の出版社で出版が決まっています。

本を出版したあとも、なかなかヒット作が出ずに、16作目の『本当に頭がよくなる1分間勉強法』（KADOKAWA）で、やっと50万部以上のベストセラーが出ています。

一発で当てるのではなく、「当たるまでやり続ければ、いつかは成功する」と考えていれば、落ち込まなくなるのです。

もし、がんばっても
うまくいかなかったら……。

ダメだったときは、「方法がわかった」と切り替える

うまくいかなかったときに、「自分がダメだからだ」と自分を責める人がいます。

そうではなく、「方法がわかった」という発見の機会だと思えばいいのです。

エジソンは、電球を発明するときに、1万通り以上の材質を試し、失敗を失敗ととらえずに、「この材料ではうまくいかないことがわかった」ととらえました。

プレゼンで企画が通らなかったら、「プレゼンの仕方が悪かったか、企画そのものが悪かったか、両方悪かったかの、いずれかがわかった」と考えれば、自分の弱点に関して、発見の機会があったことになります。

私は、編集者と書籍の企画会議をするときに、100冊分のタイトルを印刷して、持っていきます。

「この中で、どのタイトルかを選んでいただければ、それを書きますし、ここにないもの

であっても、言っていただければ、書きます」というふうに、提示します。
すると、だいたい編集者のパターンは3つです。
① 100タイトルのなかから、編集者がピンとくるものがある
② 100タイトルを見て、それを元に、別のタイトルを編集者が思いつく
③ 100タイトルを見ても、編集者がピンとこない
という3通りです。
③のときも、私はイヤな気持ちになるということはありません。
「そうか。この編集者がほしかったタイトルは、この中にはなかったんだな」ということがわかったというだけなのです。

プランBを用意しておく

「石井先生は、いつも出版社からのオファーがひっきりなしなんですね」

と思っている方もいます。

いま、この本を書いている時点では、あと2冊分のオファーがあるという状態です。多いときでも、5冊分のオファーがあるくらいです。

書くペースは、ほかの作家に比べて格段に速いほうなので、書くスピードが、オファーをいただくスピードを追い抜いてしまう場合があります。

そのときに、「ああ。僕は、どこの出版社からもオファーがない。ダメな作家なんだ」と落ち込むかといったら、そんなことはありません。

依頼がない場合は、**「よし。ここで書きたい本のストック原稿を書くチャンスだ」**と思って、本を書いています。

依頼がある場合は、それを優先的に書いているというだけで、書いている作業は、いつも変わりません。

① 執筆依頼がないとき→書きたい原稿を書くチャンス
② 執筆依頼があるとき→本を出版してもらえるチャンス

としておくことで、どちらの場合も正解にできます。

イヤだなあと落ち込む原因は、「Aでなければダメだ」と思い込んでいるからです。

AでダメなときにはプランBを、プランBもダメならプランCを用意しておけば、落ち込むことはなくなります。

「執筆依頼があり、出版社の企画会議も通過して、完成原稿を書いたのに、その後にボツになる」という場合も、あります。

「がんばって書いたのに、すべてが無駄になってしまった」と考えたら、イヤな気持ちになります。

「出版社側がひどい。編集者がひどい」と、相手のせいにする作家もいます。

そんなときに、「ストック原稿ができただけだ」と、フラットに考えられると、すぐに次の仕事に移れます。

「人生の苦難は、執着《しゅうちゃく》することから生まれる」と、お釈迦様《しゃかさま》は言います。

リストラされて落ち込むのは、勤めている会社に対する執着があるからです。

離婚して落ち込むのは、妻（夫）への執着があるからです。

執着を減らしていくためには、プランBや、プランCがあればいいわけです。

いまの妻（夫）と別れたら、Bさんと結婚する。Bさんと別れたらCさんと結婚するという、すでに決まった相手がいたとしたら、落ち込まないはずです。

会社をリストラされても、B社からもC社からも、いまの会社よりも好条件でスカウトが来ている状態であれば、落ち込みません。

社長さんでも、Aという商品が売れなかったらBという商品を売りたい。Bという商品が売れなかったらCという商品を売りたいと思っていたら、落ち込むことはありません。

大学受験でも、第一志望、第二志望、第三志望と、優先順位づけができていて、どこの大学でもいいと思えたら、第一志望に落ちたとしても、それほど落ち込むことはありません。第一志望の志望度合いと、第二志望の志望度合いに落差があれば、第一志望校に落ちたときに落ち込むことになります。

常に、プランB、プランCを用意しておくことで、執着を減らすことができ、落ち込むことも少なくなっていくのです。

すぐに次に行くための考え方

人生は、テストマーケティングである

テストマーケティングとは、たとえば、「内容は同じ商品で、商品のパッケージの色だけを、赤、青、緑に変えたものを陳列《ちんれつ》してみて、どの色が一番売れるかを試す」といった手法です。もし、赤が一番売れたとしたら、3色の中では、赤が一番売れて、青、緑ではなかったというだけです。

あなたが、いまの仕事でうまくいかなくて落ち込んでいるとします。

その場合は、

①　いまはダメかもしれないが、このまま同じ会社で同じ職種で、成功する
②　同じ会社で、違う部署に異動して成功する
③　違う会社に転職して、同じ職種で成功する

④　違う会社に転職して、違う職種で成功する
⑤　独立して自分で会社を経営して、同じ職種で成功する
⑥　独立して自分で会社を経営して、違う職種で成功する

といういずれかが、あなたの取るべき選択肢です。

どんなにつらいことがあろうとも、いまの会社で、いまの職種でがんばるというのも一つの選択肢ですが、**ほかにも選択肢があると思うと、落ち込まなくなります。**

どうしてもいまの会社ではないとできない仕事もあれば、介護職のように、ほかの会社に転職しても、仕事内容があまり変わらない仕事もあります。

「過労で倒れた」「ブラック企業に就職してしまった」という人は、選択肢が、いまの状態しかないと思い込んでいるから、つらい毎日を送ることになっているだけです。

いまのままではダメだというテストマーケティングの結果が出たのであれば、すぐにでも、ほかの人生の選択肢をテストしてみればいいだけなのです。

テストマーケティングとして考える

あなた ➡ 仕事がうまくいかない…

①このまま同じ会社・同じ職種で成功する

②同じ会社で、違う部署に異動して成功する

③違う会社に転職して、同じ職種で成功する

④違う会社に転職して、違う職種で成功する

⑤独立起業して、同じ職種で成功する

⑥独立起業して、違う職種で成功する

選択肢は、
こんなにもたくさん!!

他人の目よりも、自分の目を気にする

「つらいので、会社を辞めたい」と言うと、周囲からいろいろな意見を言われます。

「このご時世《じせい》、ほかの就職先を探すのは大変なんだぞ」

「転職したら、いままでの我慢が無駄になるぞ」

「年齢が40歳以上だから、雇ってくれるところは少ないはずだ」

「子どもの大学受験が控えているというのに、何を考えているんだ」

多くの人が、それぞれの視点で、あなたを止めにかかるかもしれません。

ですが、それに従えば、あなたが自分の直感よりも、他人のアドバイスを上位に置いているということになります。

人生のハンドルは、他人に任せるのではなく、自分が握っていたほうが安全です。

他人にハンドルを握られたら、車がどこに行ってしまうのか、自分ではコントロールできなくなります。

人生は、

① 他人の目を気にして、自分を犠牲にするか？

② 自分の目を気にして、他人を犠牲にするか？

という2択です。

私がテレビ局のアナウンサーを辞めて、ゼロからスタートして成功したいと言ったときにも、周囲からは、散々なことを言われました。

「せっかくテレビ局に就職したのに、もったいない」

「ほかにもアナウンサーになりたくても、なれなかった人もいたんだぞ」

「会社を辞めて、別の就職先があるならまだしも、就職先もないのに辞めるだなんて、何を考えているんだ」

そう言われましたが、どれだけほかの人から嫌われようが、どうせ他人です。自分自身ではありません。

「会社を辞めたら、二度と会わない人たちなので、気にする必要もない」と、割り切りました。

自分の直感が、「会社を辞めてゼロからスタートしろ」と言っているのだから、他人の目を気にせず、自分の目を気にしたのです。

もちろん、最初の1年は無職のままでしたし、会社を辞めて2年後に1冊目の本が出ましたが、その本も爆発的に売れたというわけではありませんでした。

でも、くさらずに、

「少なくとも100冊書けば、1冊はベストセラーが出るはずだ。それでもベストセラーが出なければ、200冊書けばいいだけ。それでも無理なら300冊書けばいいだけだ」

と思っていました。

作家デビューが2003年11月で、ベストセラーが出たのが2008年8月だったので、5年かかったことにはなりますが、作家の世界では、これでも早いほうです。

作家の大沢在昌《おおさわありまさ》先生は、11年間で28冊の本を出版して、そのすべてに増刷がかからず、

「永久初版作家《えいきゅうしょはんさっか》」と呼ばれていたそうです。

しかしその後、『新宿鮫《しんじゅくざめ》』がヒットして、ベストセラー作家の仲間入りをしました。

晩年になるまでヒット作が出ない作家もいるのですから、作家デビュー10年以内でのヒットは、自分で言うのも何ですが、上出来だったと思っています。

他人の目は、いつも短期的です。

「お前はダメだ」とあなたに言う人は、1ヵ月以内、1年以内のスパンであなたのことを判断しています。

それに対して、自分の目は、長期的です。

「これをすることで、5年後、10年後の自分の人生にとってプラスかどうか」を考えることができるのは、あなただけです。

他人の目よりも、自分の目を気にして人生の決断をしたほうが、人生を長いスパンで考えれば、正しいことが多いのです。

第3章

イヤなことを1分間で忘れるための「マインドチェンジ」

くじけそうになったら、考え方をこう切り替える

ピンチはヒーローにしか訪れない

「また上司に怒られて、イヤな気持ちになった」

というのは、あなたに「ヒーローの資質」があるということです。

いずれ成功するために、いま、苦難の時代を過ごしているというだけです。

物語を書くときには、常にヒーローをピンチに追い込みます。

大ヒットとなった『半沢直樹』でも、主人公の半沢直樹には、次から次へとピンチがやってきます。

物語の作者は、主人公に障壁を与え続けることで、ヒーローを成長させていくわけです。

私が小説を書くときも、「主人公をいかに窮地《きゅうち》に追い込むか？」をいつも念頭に置いています。

人間界は、神様が作者で、主人公をあなたに演じさせるという物語です。

あなたにいつもイヤなことが起き、毎日ピンチの連続ならば、あなたは神様から、ヒーローという役割を与えられているということなのです。

あなたにイヤなことをする人は、神様の使いである

「今日も上司からイヤなことをされた。落ち込んだ」というのは、考え方が間違っています。「今日もいじめられるなんて。なんて私は神様から愛されているんだろう」と思うのが正解です。

「毎日、上司からいじめられているんです」というのは、「お前のいるべき場所はそこではないぞ」という神様からのシグナルです。

あなたがいじめられているシーンを客観的に見ている観客がいたとしたら、「早く気づけ！」と全員が思っています。気づいていないのは、主人公本人だけです。

あなたをいじめている上司は、家に帰れば、孫には優しいはずです。

飼い犬にも優しいに決まっています。

それにもかかわらず、あえてあなたをいじめているとしたら、その上司は、神様に突き動かされて、悪役を演じさせられているだけなのです。

私自身、アナウンサー時代には、「お前は下手だ」「アナウンサーなんて辞めちまえ」と散々なことを言われました。

当時は、もちろんつらかったです。ですが、いま考えてみると、私につらく当たった上司や同僚は、神様の使いでした。

「お前のいる場所はここじゃないぞ。会社を辞めれば、成功できるぞ」

ということを、いろいろな人の口を通じて、神様が私に教えてくれていたのです。

もし、上司や同僚に優しくされていたら、いまでもテレビ局の一社員のままでした。

本来は、すべてのことは、正しくやればうまくいくはずです。

それにもかかわらず、うまくいかないというのは、「お前のいるべき場所はそこではない。本来の使命に気づくまで、イヤな思いをさせてやるぞ」という神様からのメッセージなのです。

ものごとをプラスにとらえる
マインドチェンジのコツ

イヤなことがあったら、アイデアだと考える

イヤなことを、イヤなことのままで終わらせてしまうのは、もったいないです。

イヤなことがあったら、「これは億万長者になるための神様からのメッセージなのではないか?」と考えると、イヤなことが楽しくなります。

イヤなことを解決したら、その経験は、いずれお金になるかもしれないのです。

レストランのコールボタンは、「引っ込み思案だから、自分からレストランの店員さんには話しかけたくない。にもかかわらず、レストランの店員が、気づいてくれない」というイヤなことがきっかけで、誕生しています。

もし、明るい性格の、コミュニケーションの達人であれば、「コールボタン」というのは、思いつかなかった発想です。

ポテトチップスは、「フライドポテトが分厚すぎてイヤだ!」という不満を言った人が

いて「それなら、薄《うす》くします」というところから生まれた発明です。「分厚いのがイヤだ」と感じるのは個性です。普通の人であれば、フライドポテトを見ても疑問を感じません。あなたがイヤだと思ったことは、神様が教えてくれた億万長者になるためのヒントかもしれないのです。

万年筆は、アメリカの保険外交員のウォーターマンが発明しました。保険の大口契約の際に、ペンのインクが漏《も》れてしまい、契約書が汚れてしまったのです。「ひどいペンだ。それなら、自分がつくってやる」と言ってできたのが、万年筆です。このアイデアで、ウォーターマンは億万長者になりました。

イヤな思いをしたら、それは億万長者になるためのヒントなのです。

「1億円の法則」で落ち込まなくなる

落ち込まなくなるための考え方で、私が提唱しているのが「1億円の法則」です。

イヤなことがあったら、「もし、いま手元に1億円あったとしても、落ち込むか？」と考えるのです。

たとえば上司からいびられて「お前なんて、会社を辞めてしまえ！」と言われたときに、普通だったら落ち込みます。ですが、もし昨日、宝くじで1億円当たって、入金されたばかりだとしたら、どうでしょう？　それでも上司は悪者でしょうか。

「え？　いいの？　それなら会社都合退職になっちゃうから、退職金もすぐにもらえちゃうけど？　1億円あるから、ゆっくり条件のいい会社を探しちゃうよ？」

と考えるはずです。

そう考えると、悪いのは上司ではなく、「1億円の預金がないあなたが悪い」ということになります。

1億円あっても落ち込むことであれば、落ち込むべきです。ですが、1億円あるなら落ち込まないということなのであれば、悪いのは、ほかの誰かではありません。

預金残高に1億円がない、あなたが悪いのです。

逃げてしまえ！

「逃げてもいいイヤなこと」もある

イヤなことには、

① 逃げてもいいイヤなこと
② 逃げてはいけないイヤなこと

の2つがあります。

「上司のパワハラがひどい」「会社がブラック企業だ」というのは、とっとと逃げ出せばいいだけです。

「再就職先が見つからなかったらどうしよう」と思うかもしれませんが、それは、再就職先を探してみないと、わからないことです。

ブラック企業に勤めている間は、転職活動もできないので、勇気を持って辞めてみれば、視界がパッと開けます。

もちろん、逃げてはいけないイヤなこともあります。

自分の夢に向かって進んでいる最中ならば、たとえイヤなことがあっても、耐えるしかありません。

就職活動中に、

「圧迫面接を受けたので、その企業には行きません」

「面接官の対応が悪かったので、第一志望でしたが、行くのを辞めます」

と言う人がいます。

これは、非常にもったいない話です。

会社に入れば、気が合う人もいれば、気が合わない人もいます。

全員と気が合う会社のほうが、珍しいわけです。

だとしたら、気が合わない人に一人出会っただけで、夢をあきらめてしまうのは、損得を考えたら、あきらかに損です。

私の友人のライターのFさんが、ライター会社を立ち上げたときのことです。

「通信教育特集」という雑誌の記事を作成しようと、当時、入社してきたばかりの新人に仕事をお願いしたところ、彼女は、すぐさま会社を辞めてしまったというのです。

理由を聞くと、

「通信教育なんて、うまくいくはずがないじゃないですか。私が学生のときに、失敗したんですから。通信教育特集なんて、書きたくありません」

という理由で、せっかく入社した会社に、退職願を出したというのです。

仕事の中には、やりたい仕事もあれば、やりたくない仕事もあります。

やりたい仕事と、やりたくない仕事がワンセットで、仕事です。

「嫌いな上司と一緒にしなければいけないが、自分がやりたい仕事」もあれば、「美人と一緒の仕事だが、中身には興味がない仕事」もあるはずです。

イヤなことには、逃げていいこともありますし、逃げてはいけないこともあります。

イヤなことがあったときには、

「これは逃げていいのかな？　逃げてはいけないのかな？」

と考える癖をつけると、自分の気持ちをいったん落ち着けることができるのです。

夜にイヤなことがあったら

朝にイヤなことがあると、一日引きずってしまう場合もあります。ですが、夜にイヤなことがあったとしたら、寝れば忘れるだけです。

同じイヤなことでも、夜のイヤなことは、イヤさ加減が10分の1になります。

「寝ればいいだけだな」と思えば、気持ちの切り替えができるからです。

できれば、寝る前に、いいことを思い浮かべながら寝ると、イヤな気持ちを上書きすることができます。

オススメなのは、

① 好きなアニメを30分見てから寝る
② 好きな音楽を聴いてから寝る

というものです。

ベッドの上で、スマートフォンを使っても大丈夫です。

イヤな気持ちにいい気持ちを上書きしながら寝ることができるのが、夜に起きたイヤなことの、いいところです。

朝や昼にイヤなことがあると、こうはいきません。

夜にイヤなことがあったら、

「なんてラッキーなんだ。夜にイヤなことが起きるなんて。リカバリーが簡単だぞ」

と思えば、さらに、イヤな気持ちはかき消せるのです。

第4章

イヤなことを1分間で忘れるための「7つの行動習慣」

心理学を応用した アクションを実践する

action to forget 1

口をあけて、上を向く

イヤなことが起きると、その日1日中、立ち直れない人がいます。

それに対して、1分間で立ち直る人もいます。

立ち直るために必要なのは、いったん、マイナスをゼロにすることです。

マイナスをいきなりプラスに持っていこうとするから、できなくて、さらに落ち込むのです。

イヤなことがあったら、まずは何も考えないようにすることが大切です。

あれこれ考えると、マイナスなことばかりを考えます。

人は1日に「4万5千回」も、「自分には無理だ。できない」と考えているといわれています。「信号を渡ろうかな。無理だ」「美人が歩いているぞ。声をかけよう。無理だ」「お金持ちになりたいなあ。無理だ」と、1日に4万5千回も、考えては否定するというサイクルを繰り返しています。

イヤなことがあった直後は、なおさらマイナス思考になります。

いったん、何も考えないために必要なのは、上を向いて、口をポカンとあけることです。「バカらしいな」と思った方は多いと思いますが、実際に、やってみてください。

やってみると、何も考えられないことがわかります。

心理学者で、うつ病の研究をした方がいます。

彼は、うつ病になる人の特徴は、いつも下を向いていることだということを発見しました。

本当にそうなるのかどうか、実際に、自分自身でいつもうつむいていたら、本当に自分もうつ病になってしまったのです。

逆に言えば、いつも上を向いていたら、マイナス思考はできないことになります。上を向くと、マイナス思考どころか、何も考えることができなくなります。いったん、思考がゼロベースになるのです。

イヤなことがあったら、その直後に、口をあけて上を向く。それだけで、**一瞬で思考をゼロベースに戻すこと**ができます。「恥ずかしいから、イヤだ」「バカバカしいからイヤだ」と思う気持ちはわかります。ですが、恥ずかしくても、イヤな気持ちがなくなることを考えたら、メリットのほうが大きいと考えてください。

イヤなことがある↓口をあけて上を向く

この行動を、パブロフの犬のように、条件反射でできるようになれば、あなたは落ち込み癖から解放され、イヤなことがあっても、すぐに前を向いて歩き出せるのです。

action to forget

2 紙にイヤなことを書いて、丸めてゴミ箱に捨てる

イヤなことがあったら、いまあった出来事を紙に書いて、丸めてゴミ箱に入れるのが、効果的です。

もちろん、会社でゴミ箱に入れてしまい、上司に拾われたりしたら大変ですので、会社にいるときであれば、家に持ち帰ってから捨ててください。

紙に書くというのは、**「思考の外部化」**といわれる作業です。

自分の頭の中だけで考えていると、ぐるぐるとマイナス思考が回り続けます。

いったん、自分の頭の外に、イヤなことを出すのです。するると、頭の中にあったイヤなことが、頭の外である、紙の上へと移るために、頭の中からイヤなことが消えるというわけです。

子どものころに、「痛いの痛いの、飛んで行け～」と、痛いところを触ってもらって、遠くへ痛みを飛ばす仕草をしてもらったことがある方は多いはずです。

これも、「痛みの外部化」という作業です。

痛みに関して、身体の中ではなく、身体の外に行ってしまうというイメージをつくることができます。

イヤなことは、頭の中でもやもやしているから、イヤなことのままなわけです。

紙に書いて、自分の外に出すと、何に悩んでいるのかが、目に見えます。

いったん、自分の頭の中から外に出して、丸めて捨ててしまえば、イヤなことは自分の外に飛んでいくのです。

action to forget
3

大声を出すと、イヤな気持ちを忘れられる

「大きな声を出してスッキリした」

という経験を持つ方も多いのではないでしょうか。

これはじつは心理学的にもしっかりとした理由があるのです。

「インディアンワーク」という心理学のワークがあります。

ネイティブアメリカンは、キャンプファイヤーの周りを、「アワワワワ！」と大声を叫びながら、回ります。

なぜ、大声を出すかというと、大声を出すと、自我が飛ぶからです。

自我というのは、「私が、私が、という心」のことです。

大声を出している間は、ほかのことを考えることができません。

つまり、マイナス思考さえ、できなくなるのです。

「大声を出す環境なんてないし、無理だよ」

そう思う人は、思い切って一人でもいいのでカラオケに行きましょう。

カラオケで、大声で歌を歌うと、歌っている間は、ほかのことを考えられなくなります。

イヤなことがあったら、直後に、30分でもいいので一人カラオケに行けば、イヤなことをかなり忘れることができます。

カラオケは、日本人にとっての「インディアンワーク」なのです。

action to forget 4

静かな空間にこもる

インディアンワークの逆の手法が、静かな空間にこもるというやり方です。

具体的には、マンガ喫茶（インターネットカフェ）に行くのがオススメです。

インディアンワークが大声を出すのであれば、マンガ喫茶にこもるというのは、まったく逆の、「沈黙」というストレス解消方法です。

イヤなことは、

① 大声を出す

② 黙ってほかのことに没頭《ぼっとう》する

この2つのどちらかで、消えていきます。

マンガ喫茶に行って、好きな漫画に没頭すると、漫画の世界に入り込むことができるので、現実世界のイヤなことを忘れることができます。

とくに、努力と根性がメインストーリーの漫画を読むと、「これくらいでへこたれていてはダメだな。もっとがんばらないと」と思えます。

野球漫画で言えば、『巨人の星』（梶原一騎）、『キャプテン』（ちばあきお）を読むと、「まだまだ自分に起きていることなんて、たいしたことがないな」と思えます。

『サラリーマン金太郎』（本宮ひろ志）を見ると、「自分はまだまだ、思い切りが足りないな」と思えます。

漫画の世界のことと、現実での自分を比較すると、もっとがんばろうと思えるはずです。

イヤなことを忘れることができるだけではなく、やる気をチャージすることもできるのが、マンガ喫茶に行くという行動なのです。

action to forget

5

イヤなことがあるたびに、美容院に行く習慣をつける

イヤなことがあって、何も手につかないときこそ、美容院に行くチャンスです。

髪型を変えると、イヤなことがあったときの自分から、新しい自分へと生まれ変わります。美容師の方に愚痴《ぐち》を聞いてもらうことで、イヤなことを吐き出すこともできます。

美容院は、「気分転換をするときに利用する」と決めておくのが、理想的です。

よくないのは、「毎月何日に髪を切る」といったかたちで、美容院の予約を1ヵ月前からしてしまうことです。

そうなると、「何日には、美容院に行かなければならない」という、「しなければならな

い予定」が、美容院に行くという行為になります。

「イヤなことがあると美容院に行く」という習慣をつけると、2週間で髪を切りに行くこともあれば、2ヵ月美容院に行かないということもあります。

「髪が伸びて来たなあ。そう言えば、最近はイヤなことが起きていないなあ」ということになれば、髪の毛の長さが、調子のバロメーターになります。

私は、表参道の美容院「Cocoon《コクーン》」のVANさんという美容師さんのところに、8年以上通っています。1ヵ月以内に美容院に行くと、「石井さん、何があったんですか?」とVANさんが聞き役になってくれます。

2ヵ月くらい間をあけて美容院に行くと、「石井さん、髪が伸びましたね。絶好調ですね!」と開口一番、言っていただけます。そう言われると「そう言えば、ここ最近は、いいこと続きだったな」と自分でも振り返ることができます。

イヤなことがあったら美容院に行くと、美容院から出てくるときには、前向きな気持ちを手に入れることができます。

美容院は、イヤなことを忘れて、新しい自分に生まれ変わるための場所なのです。

action to forget 6

イヤなことがあったら、映画館に行く

イヤなことがあって、「あと3時間くらい時間があるぞ」と思ったら、迷わず映画館に行きましょう。

映画を観ようと思っても、仕事が絶好調のときは、忙しくてなかなか観に行くことができません。

イヤなことがあって、仕事が手につかなくなったら、映画館のホームページを検索して、観ようと思って、観ていなかった映画を観に行きます。

家の中でじっとしているよりも、外に出たほうが、イヤな気持ちは忘れられます。

イヤなことがあったら、映画を観るチャンスだと思えば、**マイナスな気持ちをプラスに転換することができます。**

どんな映画を上映しているのかを調べて、映画館に行って、観終わるまでの時間がだいたい3時間です。

「その3時間という時間が取れない」という方は、いまは、スマートフォンで映画を観ることもできる時代です。

映画館に行くほうがいいですが、持っているスマートフォンでも映画の世界に入ることができます。

「イヤなことがあって、自由になる時間が3時間あったら、映画館へ行く」

とあらかじめ決めておけば、イヤなことがあっても、1分間で気持ちを切り替えることができるのです。

action to forget 7

木火土金水《もっかどごんすい》が揃っている「温泉」に行く

最強の忘却ツールは「温泉」です。

温泉、なかでも「スーパー銭湯に行く」というのは、イヤなことを忘れるためには、最強の行動習慣であると言えます。

木火土金水が揃っているところに行くと、気持ちをリセットすることができます。

木……露天風呂には木が生えていたり、木目調のお風呂がある場合が多い

火……ぐつぐつと、下から熱いお湯が沸《わ》いている
土……露天風呂には、土がある
金……お風呂のシャワーなど、金属でできているものがある
水……その名の通り、温泉なので水場である

温泉は、人間に必要な、この5つの要素があるので、リラックスすることができるというわけです。


スーパー銭湯のなかには、カラオケがあったり、漫画が置いてあるところもあります。

もし、3時間以上時間があるのであれば、スーパー銭湯に行くと決めておきましょう。

気持ちをリセットするには、スーパー銭湯が最高の場所だと知っているだけでも、イヤな気持ちは、軽くなるのです。

action to forget

まとめ

「時間がどのくらいあるか」で行動を変える

イヤなことがあって、そのあとの時間が自由になる場合もあれば、イヤなことがあっても、すぐに仕事に向かわなければいけないこともあります。

つまり、「いまから自由になる時間がどれくらいあるか」で、先に挙げた7つのなかから、行動習慣を選択する必要があります。

10秒→口をあけて、上を向く

1分→イヤなことを紙に書いて、ゴミ箱に捨てる

30分→一人カラオケに行く
1時間→マンガ喫茶（インターネットカフェ）に行く
2時間→美容院に行く
3時間→映画館に行く
3時間以上→スーパー銭湯に行く

と、自由に使える時間に応じて、イヤなことがあったときに、あらかじめやることを決めておけば、立ち直りが早くなります。

多くの人は、イヤなことがあったら、その場でマイナス思考のスパイラルにはまってしまいます。

イヤなことがあって、次に何をしたらいいのかをあらかじめ決めていないから、さらにマイナスのことばかりを考えてしまうわけです。

そんな中、「次は何をするべきか？」というプランBを決めておくだけで、イヤな気持ちは、半減できるのです。

第5章

第三者を利用すれば、忘れられる

どんどん、人のせいにしてみよう

相手の能力が低いだけだと考える

あなたをイヤな気持ちにさせた人がいた場合は、「相手の能力が低いから仕方がないんだな」と思って、あきらめることも大切です。

物事の上達は、指導者次第です。

マラソンの金メダリスト・高橋尚子選手も、小出義雄監督に出会うまでは、無名のランナーでした。ということは、高橋尚子選手にとっては、小出監督以外のコーチは、言い方は悪いかもしれませんが、無能だったということです。

マラソンランナーとして、それまでブレイクできなかったのは、選手ではなく指導者が悪かったということです。

イチロー選手でさえ、オリックスに入団して1年目は、監督に使ってもらえませんでした。

「あんなバッティングフォームはけしからん」

と言われて、1軍に上げてもらえなかったのです。

2年目に仰木彬《おうぎあきら》監督が就任してから、すぐに1軍に昇格すると、素晴らしい成績を残しました。イチロー選手ほどの能力があっても、見抜くことができない上司がいるのです。


私の友人で、大リーグ・シアトルマリナーズの元ピッチングコーチだった、脇田さんという方がいます。

彼は、家の都合で、大リーグのコーチを辞めて、鹿児島に移住することになりました。

彼の移住した種子島には、中学校が2つしかありません。

そんな中、「大リーグのピッチングコーチが来た」ということで、島は大騒ぎです。

もともと才能がある選手を集めたわけではなく、地元の中学生に野球技術を教えただけで、なんと、種子島の中学校が、九州大会で優勝し、2013年には全国中学校大会で優勝して、日本一に輝いたのです。

指導者が優れていれば、野球のような人気スポーツであれ、全国優勝ができるというわけです。

あなたがイヤな気持ちになったということは、あなたをイヤな気持ちにさせた人に、問題があります。

一流の指導者としての資質を持っていれば、あなたをイヤな気持ちにさせずに、明るい気持ちにさせながら、あなたの問題点を改善できたはずです。

あなたがイヤな気持ちになったのは、相手のコーチング能力が低いからです。

そう考えれば、責任は自分が10割ではなくて、相手が9割、自分が1割の場合もあることになります。

自動車事故でも、自分の責任が10割というのは、止まっているものにぶつかったときくらいなものです。

動いている車同士がぶつかったら、自分が悪かったとしても、相手の責任も何割かはあると判定されます。

イヤなことを相手にされたら、自分が悪いだけではなく、相手にも過失はあると思えば、あなたのイヤな気持ちは、2割減になったり、9割減になったりするのです。

すべては指導者の責任だと考える

私は、アナウンサーとして5年間勤めましたが、お世辞にも上手なアナウンサーとは言えませんでした。アナウンサーの世界は、

「お金をいただいている以上、すべてのアナウンサーはプロなんだ。人に教えを乞《こ》うな。先輩の技を見て盗め」

という世界で、先輩も上司も、アナウンス技術に関しては、教えてくれませんでした。

3ヵ月くらいの研修期間はありますが、それだけでは一流にはなれません。

私がアナウンサーとして一流になれなかったのは、私が悪いからではありません。

「私を一流にできるような、能力がある指導者がいなかった」

という環境によるものです。

そう言うと、「開き直っているのか」とお叱りを受けるかもしれません。

はい。その通りです。**開き直りです。**

世の中の上達は、指導者で決まるので、自分が下手なままだったら、自分のせいではなく、指導者の責任です。


私はゴルフをやったことがほとんどありません。

たぶん、まっすぐにボールを飛ばすこともできないでしょう。ですが、優秀な指導者と出会えれば、プロゴルファーになれる自信があります。

ただ、現在のところ、私を1ヵ月以内にプロゴルファーにできるほどの、優れた指導者にめぐり会っていないというだけです。

私は、泳ぎもうまくありません。

普通にクロールをしていたら、おぼれているのかと間違われて、救出されたことがあるくらいです。ですが、それは私が悪いからではなく、私を1ヵ月で北島康介選手レベルに引き上げることができるような、優秀な指導者にめぐり会えていないというだけです。

私がこの考えに至ったのは、中学1年生のときに、カリスマ英語講師の周藤先生に出会ったということが、原体験になっています。

周藤先生は、当時の城南学園青葉台校の英語講師でした。

彼は、

「予習はするな。時間の無駄だ。復習はするな。時間の無駄だ。俺の授業を聞いているだけで、偏差値70にしてやるから、安心しろ。予習をさせる先生、復習をさせる先生というのは、全員三流なんだ。毎週90分の授業だけで、すべての生徒を偏差値70にできない先生は、すべて三流なんだ」

と言いきる先生でした。

いま思い出しても、しびれるセリフです。

彼のおかげで、家では一切勉強をせずに、中学1〜2年と、偏差値70を、彼のクラスの生徒は全員キープできていたのです。

しかし、中学3年のときに、彼を一番上のクラスから外して、一番下のクラスを受け持たせるということが、塾で決まってしまったのです。

文句を言う生徒や、塾を辞めさせる親も続出しました。

周藤先生のあとに来た先生は、「予習と復習が大切です。私の授業だけで成績が上がるとは思わないでください」という、まったく逆の先生でした。

クラス全員の英語の成績は急降下し、私も、偏差値が70から55になりました。

結果として、私は第一志望に落ちることになりました。

その後、合格実績も振るわず、城南学園の青葉台校もつぶれ、ほかの予備校に吸収されることにもなりました。

優秀な指導者がいれば成績は上がり、優秀な指導者にめぐり会えなければ、成績は上がらないのです。あなたがいま、仕事がうまくいっていないとしたら、それは、あなたを教える人が下手だというだけです。

あなたには、無限の可能性があります。

その可能性を引き出すことができる指導者に出会えるかどうかが、人生でブレイクできるかどうかのポイントなのです。

「プロ上司」というのは、存在しないと知る

筋違いの腹を立てない

「上司の性格が悪い。またイヤな思いをした」ということはあるでしょう。

会社員の中で、「プロの課長」「プロの部長」というのは、存在しません。

もしいたら、「万年課長」「万年部長」と呼ばれてしまいます。

たいていは、平社員のときに優秀だったから、出世して上司になったというだけです。

教えるプロが上司になっているわけではなく、優秀なプレイヤーがたまたま上司になっているケースばかりなのです。プロに対してなら文句を言えますが、そもそも教えるプロではない上司に文句を言っても、意味がありません。

プロの歌手に向かって、「あなたは字が下手ですね」と言っても意味がありません。

「上司から教わろう」と思っても、上司はそもそも教えるのが上手ではない人ばかりです。

「根性でやれ！　気合いだ！」というのは、一番下手な教え方です。

「どうやったら根性を出さずに、気合いも入れずに売上を上げられるのか?」を具体的に示すのが、本来の上司の役目です。ですが、それがとても難しいのです。

もしできるならば、その上司は、年収300万円、500万円に甘んじることなく、会社を辞めて億万長者になっているはずです。

上司は、教えることが上手ではない存在であり、もし教えることがうまかったら、そもそも会社員の枠には収まっていないというのが、現実です。

上司に腹を立てるのではなく、「教え方というのは難しいんだな」と、同情してあげるのが正解なのです。

イヤな気持ちにさせる側にも、エネルギーがいる

あなたをイヤな気持ちにさせる人も、エネルギーを使っています。

無視すればいいのに、わざわざ、嫌われるのを覚悟で言うわけです。そう考えると、

「わざわざイヤな気持ちにさせようとするなんて、ほかにすることがあるはずなのに、相手も大変だな」

と思うことができます。

「夫婦げんかが絶えないんです。どうしたらいいでしょうか」

と困っている男性がいました。

その話を聞いて、

「いいなあ。ケンカがあるなんて。うちなんて、ここ数年、口も利《き》いてくれないよ。口を利いてくれるだけ、うらやましい」

という男性がいました。

ケンカがあるということは、エネルギーを使ってくれているだけ、マシです。

イヤな気持ちにもさせてもらえず、エネルギーを使ってくれなくなったときが、本当につらいときです。

「イヤな気持ちになるのは、無視されるよりもいい状態なんだな」と思うと、自分をイヤな気持ちにさせてくれた人に、感謝の気持ちが持てるのです。

イヤなことは伝染してしまうと意識する

怒りは引火する

人は、同じことで10分以上怒っていられないといわれています。

怒りは、爆発した瞬間に、収束《しゅうそく》に向かっているからです。

「いや、私は10分以上怒られたことがあるぞ」という方もいるでしょう。

そういう場合は、一つのことに怒ったあとに、「そう言えば、あのときもこうだったじゃないか」「5年前には、あんなこともあったぞ」と、別のことへ怒りが「引火」しているだけなのです。

怒っているほうも、最初は一つのことに怒っていたのに、いつのまにか、何で最初は怒っていたのかも忘れているというわけです。

上司「おい、このAというプロジェクトの件はどうなっているんだ！　報告がないぞ」

あなた「すみません」
上司「昨日も別件で、ミスをしたじゃないか」
あなた「すみません」
上司「そういえば、先月も先方から、ミスをしたと連絡があったぞ」
あなた「すみません」
上司「同僚のあいつも、お前のことを悪く言っていたぞ」
あなた「すみません」
上司「思い出した。あの件は、どうなっているんだ！」

怒りさえ、どんどん忘却していくものなので、怒りを継続させるために、10分後には必ず最初の件とは違うことに引火していく必要があるのです。
そう考えると、あなたが怒られていたのは、

① 最初の件
② 引火した件

に分けられます。

怒るだけでもエネルギーがいるのに、燃やし続けるのは、さらにエネルギーが必要です。

長時間怒られて、イヤな気持ちがしたとしたら、考え方を変えてみましょう。

「すごいぞ。人は同じことで10分も怒っていられないのに、どんどん引火させていくぞ。なかなか長時間怒るのは難しいのだから、長時間怒るためのノウハウを、実体験として教えてもらっている貴重な経験だぞ」

と考えれば、逆に自分を怒っている相手を尊敬することができます。

怒られたら、「怒るエネルギーを使っていただいて、ありがとうございます」と感謝すれば、イヤな気持ちも消えていくのです。

イヤなことは、予測しておく

イヤなことが起きて落ち込むのは、突然、そのことが起きるからです。

自分がミスをしたときに、「バカ野郎！」と言われることを予測していたとします。

そんなときに、開口一番、「バカ野郎！」と言われたら、「予測がズバリ的中したぞ。自分はエスパーなのではないか。この予測力があるなら、次の仕事はうまくいくぞ」と思えるはずです。

予想外のことを言われるから、イヤな気持ちになるのです。

「よくやった。ほめてやるぞ」と言われると予測していて「バカ野郎」と言われたら、落ち込みます。

「バカ野郎と言われるんだろうなあ」と予測をしていて、「お疲れさん。今日で解雇です」と言われたら、落ち込みます。

予測を立てておけば、落ち込む回数がぐっと減ります。

就職試験でも、「10社受けて1社内定するだろう」と予測を立てていたら、9社落ちても、そんなものだなと思えます。

「すべての会社から内定がもらえなければ、人間として失格なんだ」と思っていたら、1社落ちただけでも、落ち込みます。

「本を出したいんです」という方は、「石井貴士が13社目で決まったのならば、12社目だったら早いほうだな、14社目以降で決まったら遅いほうだな」と思っていただければ、5社連続で断られたとしても、へこまないはずです。

「どうして、自分ではダメなんだ。人を見る目がないのか！」と怒りたくなるときも、同じです。

イチロー選手でさえ、ドラフト4位なのです。

多くのスカウトが、プロのスカウトにもかかわらず、彼を投手としてしか見ることができずに、打者としての適性を評価できなかったわけです。

ドラフトの上位3位×12球団。つまり合計36人の選手が、その年度にはイチロー選手以上だと判断されたわけです。

人を見る目というのは、それだけ難しいのです。

「どうして自分は評価されないんだ」と思うかもしれませんが、イチロー選手でさえ評価されなかった時代があるわけですから、あなたが評価されないのは、当然です。

そう考えると、イヤな気持ちは、消えていくのです。

コラム

弁護士さんに相談して、イヤなことを忘れた話

私は過去に700万円以上の詐欺《さぎ》にあったことがあります。

当時は相当落ち込みましたが、ここでも第三者を使った忘却術で、気持ちを立て直すことができました。

詐欺にあって弁護士さんに、

「ひどいです。訴えたら勝てますか？」

と相談したところ、

「これは100%石井さんの負けですね。私以外の弁護士でも、負け確定の話なので弁護は引き受けないでしょうね。700万円の損失を悔やんでいる暇があったら、700万円を稼いだほうが、石井さんの場合は早いですね」

と、気持ちの切り替え方法まで、教えていただいたことがあります。

「こんなにひどいことがあったんです」

と相談したときも、

「いや？　私に来ている案件のなかでは、10段階で1くらいの軽い案件ですね。この程度のことで悩まないでください」

と、一発でイヤな気持ちを解決していただくこともあります。

いつもトラブル解決を仕事にしている弁護士さんに相談すると、自分の悩みがいかに軽いかが、わかります。

もちろん、「それは10段階中9くらいの重い案件ですね」と言われることもあるでしょうが、弁護士さんからそう言われてから、「ああ。これは落ち込んでもいいんだな」と思って、改めて落ち込めばいいわけです。

自分だけで解決しようとするのではなく、第三者に介入してもらうことによって、イヤな気持ちがなくなるケースも、多いのです。

第6章

シチュエーション別
忘れる技術

シチュエーション①
「ビジネス編」

「怒られた……」

「どうしてお前は、こんなこともできないんだ！　辞めちまえ！」

上司から怒鳴《どな》られた経験というのは、会社員の方であれば、誰しもあるはずです。

私自身、テレビ局のアナウンサーとして、サラリーマン生活を5年経験しましたが、入社以来、怒られてばかりでした。

怒られたときに、気持ちを切り替える方法は、相手の立場に立つことです。

怒られる側の立場だけで「つらい」と考えるのは、一方的なものの見方です。

怒っている側の立場に立つと「怒るのも大変だ」と思えるはずです。

一昔前であれば、「部下に罵声《ばせい》を浴びせてどこが悪い。部下がミスをしたら、怒るのは当たり前だ」というのが常識でした。

しかし、いまは「パワハラ」という問題があります。

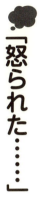

「ミスしやがって！　この野郎！」と言っただけで、「パワハラです」と人事部に通報されることもあるわけです。

学校教育でも体罰が当たり前という時代がありましたし、さらにさかのぼれば、「戸塚ヨットスクール」のようなスパルタ教育も、よしとされている時代もあったのです。

いまでは「戸塚ヨットスクール」も知らない若者が増えているくらい、体罰は「いけないものだ」というのが常識です。

昔であれば、上司は普通に部下を怒っていれば、仕事が成り立ちました。

いまは「〇〇さん、こちらの仕事をやってくださいね」と、丁寧に言わなかっただけで「高圧的だ。パワハラだ」と言われる危険もあります。

もし、あなたが上司から怒られたとしたら、**「パワハラで解雇になる危険性があるにもかかわらず、私のことを怒っているんだ」と、すぐに脳内で変換しましょう。**

あなたは、怒られてイヤな気持ちになっているかもしれませんが、怒った側は、「まずい。つい怒りに任せて怒鳴ってしまった。人事部に通報されたら、パワハラで解雇になるかもしれない。まだ子どもが小さいというのに」と、怒ったあとに、後悔している可能性もあるのです。

「いや、あの嫌味《いやみ》な上司に限って、そんなことはない」というのであれば、怒られたときに、自分が冷静に言い返している姿を想像してください。

「その言い方は、パワハラに相当します。それを覚悟で、おっしゃっているのですよね。こんなこともあろうかと、この会話は録音されています。すぐにでも人事部に通報することができますが、一向に構わないですよね？」

少しおおげさですが、このように心の中で想像した瞬間に、「いや、上司にも家庭があるのだから、言ってはいけないな。自分よりも、上司のほうがつらい立場に置かれているな」と思えるはずです。

怒られた瞬間に、「いや、上司のほうがつらい立場だぞ」と思えると、相手への怒りが、同情へと変わります。

怒るほうよりも、怒られるほうが、責任は小さいのです。

「上司が理不尽なことばかりを言ってくる……」

「今日中に、これを終わらせておけ！　もちろん残業代は出ないからな」と、午後4時に言われることもあるでしょう。

「今月のノルマは500万円だ。絶対に達成しろ」と、無茶な要求をされることもあります。

上司に恵まれないというのは、サラリーマンであれば、一度は経験する悩みです。「上司に恵まれています。とても尊敬できる上司です」という場合でも、人事異動になって別の部署に行けば、嫌な上司が待っているものです。

会社員生活は、イヤなことと、どうやって折り合いをつけていくかが勝負です。

私の父は、定年（65歳）まで、サラリーマンとして勤めあげました。

イヤなことはもちろん毎日のようにあったようですが、イヤなことを楽しいことに一瞬で変換する方法を思いついたので、毎日笑顔で会社に行っていました。

父はイヤなことが起きるたびに、「いい酒のつまみができた」と考えていたのです。

「サラリーマンは最高だぞ。イヤな上司がいたら、それをネタに酒が飲める。

理不尽なことがあったら、それをネタに酒が飲める。

酒のネタで一番おいしいのが、『イヤなこと』なんだ。

イヤなことがあったら、これでまた、酒のつまみができたと考えればいいんだ。

イヤなことを忘れるために酒を飲むのは、逃げているのと同じだ。

そこから一歩進んで、酒を飲むために、サラリーマン生活をやると考えればいいんだ。

そう考えれば、酒の肴《さかな》が毎日できる。酒飲みにとって最高の職業がサラリーマンなんだ」

と、口癖のように言っていました。

『巨人の星』の星飛雄馬が、大リーグボール一号を考えたときのエピソードがあります。

禅寺《ぜんでら》の和尚《おしょう》さんから、

「打たれまいとするから、打たれるのじゃ。そうではなく、一歩進んで、打ってもらおう。

そうすれば、打たれなくなるのじゃ」と言われて、「があん」と感銘《かんめい》を受けるのです。

サラリーマン生活も、同じです。怒られたくないと思うから、怒られるのです。

一歩進んで、怒ってもらおう。怒ってもらえれば、その日の夜に、いい酒が飲める。

そう考えると、イヤなことが起きるのが、楽しくなります。

「イヤなこと＝うまい酒」と、脳内で変換が起きるからです。

サラリーマンを辞めると父に告げたときに、こう言われました。

「会社を辞めるだって？　なんてもったいないことをするんだ。

サラリーマンを続けていれば、毎日イヤなことに出会えるというのに。

うまい酒が飲めなくなる道を選ぶなんて、お前は変わっているな」

父は、会社員時代、「伝説の酒飲み」という異名を持ち、ほとんどの社員に「石井さんと飲んだことがある」と言われるくらいだったそうです。

イヤなことがあって落ち込んでいるとしたら、あなたはまだまだ「酒飲み」としては、アマチュアだということです。あなたも、「伝説の酒飲み」になれれば、イヤなことは、すべて「うまい酒」へと変わるのです。

「リストラされた……」

会社から突然クビを宣告された方もいるでしょう。

「長年勤めていた会社が突然倒産してしまった。自分の会社は悪くないのに、取引先がつぶれたので、連鎖倒産のとばっちりを受けてしまった」

という方もいるはずです。

会社からクビを宣告されて落ち込むのは、転職したとしても、いまの会社にいたとき以上の待遇《たいぐう》になることはないはずだと考えてしまうからです。

「月給20万円のブラック企業をリストラされて、月給50万円の会社に就職した」

というのであれば、誰も落ち込まないはずです。

「月給50万円の会社をリストラされて、月給20万円の会社にしか就職できなかった」

という場合は、落ち込みます。

リストラそのものに落ち込むのは、間違っています。

リストラされて、よりよい条件の会社に就職できなかったときにだけ、落ち込めばいいのです。

「この野郎！　お前なんかクビだ！」と罵声を浴びせられてリストラされても、次に給料が高い会社に就職できたら、罵声を浴びせられたことなど、簡単に忘れることができます。

「大変申し訳ございません。あなたの能力は評価していますし、会社としても断腸《だんちょう》の思いですが」と丁寧にリストラされても、次に待遇が低い会社に就職してしまったら、「昔はよかった」ということになり、落ち込みます。

リストラされたことで自分を責めるのは、間違っています。

もし、責めるとしたら、リストラされたあとに、いま以上の待遇を手に入れられなかったときに、自分を責めればいいのです。

そうしたら、「落ち込んでいる暇があったら、前向きに活動したほうがいい」ということになります。

リストラされたときの正しい思考回路は、

「やった。これで、収入が高い会社に転職するチャンスができた」

「これで、億万長者になるチャンスができた」

と考えを切り替えることです。

私は会社員のときに考えていたのは、

「会社員でいることはリスクだ。なぜなら、会社員のままでは、年収1億円になるのは不可能だからだ」

ということでした。

先輩も年収1億円、上司も年収1億円、社長も年収1億円ならば、その会社にしがみつく意味はあるかもしれません。

しかし、上司も年収1000万円、社長も年収2000万円なのであれば、独立したほうが、あなたの収入は上がるはずです。

リストラされるということは、億万長者への一歩を踏み出すということとイコールだと考えれば、落ち込むという行為は、まったくなくなるのです。

シチュエーション②
「恋愛編」

「好きな人に、つらく当たられた……」

好きな人から厳しいことを言われると、へこみます。

妻からひどいことを言われる、夫からひどいことを言われるというのは、夫婦生活では、ほぼ100％の確率で、誰しも経験します。

そのときには、「厳しいことを言われても別れないほど、私に対して愛情があるんだな」と変換します。

好きではない人から罵声を浴びせられても、すぐに立ち直れます。

街を歩いていて、怖いお兄さんと肩がぶつかって「何するんだ。この野郎！」と言われたとしても、翌日には忘れているはずです。

どうでもいい人からならば、何を言われても、へこまないのです。

逆に言えば、自分にとって大切な人から、つらく当たられたから、悲しみが生まれたということです。

「親につらく当たられて落ち込んだ」

というのは、それだけ自分にとって、親が大切な存在だからです。

「親なんて、どうでもいい」

と思っている人は、親から何を言われようが、落ち込みません。

「もう、この夫とは別れる」

と決意している妻は、夫から何を言われても、落ち込みません。

夫のことを大切な存在だと思っているからこそ、ひどいことを言われて落ち込むというわけです。

つらく当たられて落ち込んだら、

「ああ。私はこの人のことを愛しているんだな。とても大切に思っているんだな」

と、変換すればいいのです。

「LINEで既読スルーをされた……」

「LINEでメッセージを送っているのに返信がない。メールを送っても返事がない。嫌われたのではないか」

と感じる人がいます。

既読スルーがあることと、嫌いになることの間に、100%の相関関係はありません。

「たまたま既読スルーをした」という場合もあります。

「10回既読スルーをして、11回目に返す」という人もいます。

たまたま、そのときの気分で、返すときもあれば、返さないときもあるというのが、LINEやメールでのやりとりです。

返信をしない理由は、

① 面倒くさかったから

② それほど好きではないから

③ 何も考えていない

のどれかです。

「嫌いだから」という理由も、もちろんあるかもしれません。

ですが、わざわざ相手のことを嫌いになるのも、エネルギーがいるので、「それほど好きだとは思われていない」という理由のほうが、返信がない理由としては正しいでしょう。

いまは、情報化社会です。

芸能界で美人女優が現れても、またすぐに新しい美人女優が生まれます。

あなたが、ある英会話スクールに通ったとしても、また別の英会話スクールの情報が入ってきたら、そちらにも行ってみたくなるはずです。

相手はあなたからのＬＩＮＥメッセージを見たとしても、たまたまほかの友達とやりとりをしている最中かもしれませんし、新しい友達とのやり取りで忙しいのかもしれません。

次から次へと情報がやってくるので、あなたのメッセージは、ほかの大量のメッセージに埋《う》もれているというだけです。

あなたのメールボックスがパンパンだったら、相手のメールボックスもパンパンに違いありません。

あなたが「既読スルーされた」と言っている相手は、問違いなく、ほかの人から「既読スルーされている」人です。

いまは、世界中が情報であふれていて、広告も既読スルーならば、大切な情報も既読スルーという状態です。

もし、既読スルーされない方法があるのであれば、すでに広告会社がその方法を取り入れて、実践しているはずです。

仕事相手からも、家族からも、企業の広告も含めて、一日1000通のメッセージが来ている人に対して、「どうして返事がないいんだ」と、いちいち腹を立てても、意味がないのです。

「恋人にフラれた……」

恋人にフラれて落ち込むのは、「もうこれ以上の人と出会えない」という喪失感からです。

「恋人にフラれて落ち込んでいます」という人がいますが、もし、別れた直後に、ものすごく格好よくて、大金持ちの男性から、「結婚してほしい」と言われたら、どうでしょうか。

落ち込みは、一瞬でゼロになる可能性もあります。

「20歳から35歳まで彼氏一筋だったのに、別れを切り出された。乙女《おとめ》の青春を返せ！　訴えてやる！」という女性もいるでしょう。ですが、別れてすぐに、もっと素敵な男性と出会えたら、イヤなことはすべて忘れられるはずです。

つまり、「イヤなこと」というのは、「次のいいことが起きるまでの一時的な状態」だと言えるのです。

「1000万円の損失を出してしまった」となれば、誰しも落ち込みます。ですが、翌日に、「1000万円が手に入った」ということであれば、その落ち込みは吹き飛びます。

ということは、同じことを短期スパンではなく、長期スパンで考えればいいのです。「1000万円の損害だ。だが、5年後に2000万円が手に入った」という未来があれば、落とした直後から5年間落ち込んだことが、バカらしくなります。

「1000万円落としてしまった。20年後に1億円手に入った」というのであれば、20年間悩んでいたことに、意味はなかったと思えるはずです。

私は2012年に衆議院議員選挙に立候補して、1200万円を失いました。ですが、直後に「石井さんはいつか国会議員になるかもしれない作家だぞ」と出版社から思っていただくことができて、いままで通らなかった出版企画も通過するようになりました。

結局、1年で10冊の本を出すことができて、失った1200万円は、1年で取り返すことができました。

イヤなことというのは、「次のいいことが起きるまでの一時的な状態」のことです。

永久に続くイヤなことがあるのであれば、落ち込むべきかもしれませんが、一時的な状態ならば、いつかそのイヤなことは、忘れることができるのです。

シチュエーション③
「友人関係編」

「いじめにあっている……」

「いじめにあっていて、つらい」という方もいるでしょう。

中高生のいじめもあるでしょうし、社会人になってもいじめはあります。

いじめというのは、いじめる人に非があるというのはたしかですが、じつは、環境の問題というのが大きいです。

なぜ、小中高校でいじめが起きるかというと、35～40人くらいの閉鎖的な空間に閉じ込められるからです。

ラットを使った実験でも、40匹前後を同じ空間に閉じ込めていくと、ストレスで、必ず攻撃するネズミと、攻撃されるネズミが現れるそうです。

逆に、100人近い人が集まるオープンな空間であれば、いじめを止める人も出てきますし、いじめられる人も集団でかたまることができるので、いじめはなくなります。

学校のいじめをなくす方法は、簡単です。

①　学級制度をなくし、学年全員で1クラスにする

②　部活動の廃止

これだけで、いじめはなくなります。

35人前後で、決まった顔ぶれで集まる空間をなくせば、いじめはなくなるのです。

大企業でも、一つの部署や、一つの支社の人数が35人前後になることがあるので、いじめが起きやすい環境にあると言えます。

「罪を憎んで人を憎まず」という言葉がありますが、いじめは、そもそも閉鎖空間をつくるから起きる現象であって、閉鎖空間でなければ起きないのです。

400人教室の学習塾ではいじめは起きませんし、いつも200人近い生徒が一度に授業を受ける大学においても、いじめはなかなか起きません。

いじめの加害者・被害者になったら、「これは35～40人の閉鎖空間だからこそ、起きている現象なんだな」と思うと、自分を客観視できます。

そのうえで、逃げるか逃げないかは、あなたが決めることができます。

会社でのいじめであれば、どうするかはあなたが決めればいいだけです。

「給料をもらえているので、逃げ出せない」というのは、あなたが、給料をもらってでも我慢する人生を選んでいるというだけです。

学校でのいじめであれば、あなたは未成年なので、自分だけで悩むのは間違っています。どうするのかという判断は、親にあります。

転校するか、警察に届け出るか、学校を相手に訴訟《そしょう》を起こすか、あなたの親に、すべての責任を転嫁《てんか》してください。

悩むべきは親のほうであって、いじめを受けている自分自身を責めるのは、間違っています。

いまは、いじめる方にも、リスクがあります。

実名をインターネット上にさらされるかもしれませんし、顔写真をネット上でばらまかれるかもしれません。

いじめた側に対して、あなたがやり返したら、今度はあなたがいじめた側になることもあります。

親には任せられない、学校の先生にも任せておけないというのであれば、弁護士に任せる、警察に任せるなど、イヤなことは、「イヤなことを解決する専門家」に任せることもできます。

自分で解決できる悩みは自分で解決すべきですが、自分で解決できない悩みであれば、どんどん人を頼っても、誰も文句は言わないのです。

「騙された、詐欺にあった……」

振り込め詐欺をなくす方法は、簡単です。

振り込め詐欺が起きたら、損害金額を、銀行が半分、警察が半分支払うという法律ができればいいのです。

安心して暮らせる社会をつくれず、詐欺師を野放しにしている警察が悪いのと、悪い人の身元調査を十分せずに口座を開設した銀行に、落ち度があるからです。

そうは言っても、残念ながらこういった法律ができない以上、自分で自分を詐欺師から防衛するしかありません。

私自身、700万円の詐欺、350万円の詐欺、20万円の詐欺にあったことがあります。

「この人なら信頼できる」と思ったら、裏切られたのです。

詐欺にあったときに、まずどう考えたらいいかというと、騙す側に回らないことです。

「騙された側のまま終わる」というのが、正解です。

怪しいマルチレベルマーケティング（ネットワークビジネス）は、「友達を勧誘すれば、あなたが儲かりますよ」と言って誘います。

「この商品を人に勧めるだけで、お金がもらえますよ」と、あなたが友達に商品を勧めた瞬間に、あなたは詐欺の被害者ではなく、詐欺に加担した、加害者になります。

マルチ商法は、被害者を加害者にしていく仕組みになっているので、なかなか摘発《てきはつ》されないのです。

「僕は騙されました！　でも、それ以上に人を騙しましたけど」

ということになれば、被害者も加害者なので、訴えることができなくなります。

自分が詐欺の被害にあったら、被害は自分だけで食い止めておくというのが、まず、あなたがやるべきことです（いじめにおいても、被害者のままで食い止め、加害者にならないことが大切です）。

そして、「うまい話に乗ってしまった。楽して儲かる話はないんだな」と、自分を戒《いまし》めるためのお金だったのだと、あきらめることで元を取るしかありません。

詐欺にあったら、二度とあわないためのルールを自分に課すいい機会です。

繰り返しますが、私は過去に、７００万円の詐欺と３５０万円の詐欺にあいました。

前者は、自分ではなく、社員が詐欺にかかったというケース。

後者は、自分が詐欺にかかりました。

共通していたのは、

1↓営業電話がかかってきて、その電話を受けてしまった

2↓その営業マンが、とてもいい人だった

という2点でした。

営業電話というのは、相手にメリットがあるわけであって、こちら側にメリットがある取引というのは、まずありません。

そこで、わが社に課したルールは、

1↓固定電話の回線は引かない

2↓営業電話がかかってきたら、何も言わずに切る

というルールです。

営業電話は固定電話を引いていると、どこからか電話番号を仕入れてかけてくるので、そもそも固定電話をもたなければ、営業電話がかかってくるケースは格段に減ります。

携帯電話に営業電話がかかってきたら、「無礼だと思われようが、ひどい人間だと思われようが、口も利かずに切る」というルールにしておけば、いいだけです。

そのおかげで、それ以来、詐欺にかかることはなくなりました。

……と、この原稿を書いている、まさにこの瞬間に、携帯電話に営業電話がありました。ものすごいシンクロニシティです。もちろん、何も言わずに切りました。

ルールをいまこの瞬間も、貫いたところです。

「相手に対して悪いな」という気持ちは、まったく起きませんでした。

それよりも「素晴らしいルールをつくったな。よく守れているな」という自己肯定感が上がりました。


さてさて、話を元に戻します。

騙されるケースは、人によって違うでしょう。

女性に騙されてしまう人もいれば、「こうすれば儲かりますよ」と言われて騙されてしまう人もいます。

「マルチ商法に騙されてばかりで、いま5回目のマルチ商法なのですが、今度こそいいマルチなんです」

という人もいます。

この人は、マルチに騙されるという特徴を持っているということです。

情報商材に騙される人は、また情報商材に騙されますし、振り込め詐欺にあう人は、また振り込め詐欺に騙されます。

結婚詐欺にあう人は、振り込め詐欺には騙されませんが、また結婚詐欺に騙されてしまうのです。

騙されたら、二度と騙されないためのルールをつくるチャンスです。

自分なりの騙されるパターンを発見して、二度と騙されないようにすればいいだけなのです。

めんどくさい人間関係に
うんざりしたら

「知らない人との人間関係」か、「知っている人との人間関係」か、場合分けをして考える

人間関係の悩みには、2種類あります。

① 知らない人との人間関係
② 知っている人との人間関係

この2つです。

知らない人との人間関係は、今日初めて会って、もう二度と会わないであろう人との人間関係を指します。

今回、この本を書くにあたって、「あなたにあったイヤなことを教えてください」とアンケートを取りました。

一番多かった答えは、何だったと思いますか。

私が予想していたのは、「上司との人間関係」が一番に違いないと思っていたのですが、答えは意外な結果でした。


【第一位】すぐそばで、知らない人にたばこを吸われた。（たばこのポイ捨てを見るのがイヤだ。喫煙マナーが悪い）

【第二位】電車の中で携帯電話で大声で話している人を見た。（歩きながらスマートフォンを見ている人がイヤだ。スマートフォンのマナーが悪い）

ということでした。

知っている人との人間関係がイヤだという悩みよりも、「まったく知らない人との人間関係でイヤなことが起きている人」が、大多数だったのです。

知らない人は、他人なので気にしない

たばこのマナーが悪い人は、残念ながら、とても多いです。

1ヵ月に一度は、ポイ捨てをしている人を見かけますし、街へ出れば、歩きたばこをしている人がいます。

私は、大学生のときから7年間たばこを吸っていて、アナウンサー入社4年目のときに禁煙をしました。

当時のテレビ局などのマスコミ業界は、喫煙者が多い業界でした。

喫煙者のときは、会社になじもうとしていた自分がいましたが、たばこを止めた瞬間に、会社になじめなくなっている自分に改めて気づきました。

たばこを止めたことで、自分以外の人がたばこを吸うのが、耐えられなくなったのです。

そのときに「自分の居場所は、ここではないな。自分が会社をつくるとしたら、喫煙者

は雇用しない会社をつくりたいな」と思えました。

断っているわけではないのですが、いまでは、たばこを吸う人は、お客さんとしても、ほとんど来なくなりました。

お客さんが30人くらい集まっても、たばこを吸う人は、一人もいないのです。

人は、同じ波長を発する人同士でくっつきます。

あなたが「たばこのマナーが悪い人が嫌いだ」と思ったら、そういう人とは友達にさえならなければいいというだけです。

たばこのマナーが悪い人同士でかたまるので、あなたとは違う集団です。

彼らも、あなたに仲間になってほしいとは思っていません。

スマートフォンのマナーが悪い人も、同じような人同士で、くっつきます。

喫茶店で、男性もスマートフォンをいじり、女性もスマートフォンをいじっているカップルがいますが、同じような価値観同士で、集団をつくっているというだけです。

知らない人に対してイヤだと思ったら、「彼らは、彼らと同じ価値観同士でくっつくだけであって、自分とは波長が違うので交わることはない」と思えばいいのです。

おしゃれな人は、おしゃれな人同士で仲よしになりますし、格好にはこだわらないという人は、そういう人たちでくっつきます。

いい、悪いでジャッジを下すのではなく、「自分と違う波長の人もいれば、自分と同じ波長の人もいる」という風に考えましょう。

学習塾でも、ナンバーワンの塾、ナンバーワンの講師に、全員が集まるわけではありません。

大手の塾で、競争を勝ち抜いたナンバーワン講師が一番素晴らしいという人もいれば、とくにトレーニングを受けたわけでもない、大学生の家庭教師がいいという人もいます。

通信教育で、顔も見たことがない講師に添削《てんさく》指導をされたいという人もいれば、ビデオ授業で好きなときに好きな授業を受けたいという人もいます。

リアルな授業が善で、ビデオ授業は悪というふうに、物事を善悪で分けるのは、ナンセンスです。

リアルが好きな人もいれば、インターネットが好きな人もいます。

リアルとネットと両方を取り入れる人もいれば、片方だけを取り入れる人もいます。

リアル80％、ネット20％の人もいれば、リアル35％、ネット65％の人もいます。

グラデーションがついているということであれば、相手をゼロか１００かで判断することはできなくなります。

ただ、同じ波長の人だけが集まっているだけだと考えれば、イヤな相手がいても、

「自分とは別なので、関係がない」

と考えることができ、イヤな気持ちは消せるのです。

終章

「自分がイヤだ」という人へ

忘れることで人生は豊かになる

人生は、ポーカーゲームだ

相手がイヤなのではなく、自分のことが嫌いで落ち込んでしまう人がいます。

「どうしてこんなにネガティブな考え方しかできないんだ」

と、自分を責める人もいれば、

「どうして自分はこんなに太っているんだ」

と体形が許せないと思う人もいるでしょう。

「こんな顔に生まれなければよかった」

と顔が気に入らないと、ずっと思っている人もいるはずです。

真面目な方は、とくに、自分で自分のことを責めがちです。

ですが、人生は、ポーカーと一緒です。

配られたカードで勝負するしかないのです。

生まれつきイケメンであるという人もいれば、生まれつきお金持ちという人もいます。

配られたカードが、たまたま好条件だった人だというだけです。

「ルックスは抜群だが、家が貧乏だった」

というカードを配られた人もいれば、

「運動神経は悪いが、頭はいい」

というカードを配られた人もいます。

「そんなこと言われても、私にはいいところがないんです」

という方もいるでしょう。

その場合は、

「ルックスもイマイチで、借金だらけである」

というカードが最初に配られたというだけです。


大切なのは、「そのあと、どうするか」です。

生まれつき美人でも、女優になる人もいれば、20歳で子どもを産んで主婦業を極める人もいます。

運動神経抜群で生まれても、バスケットボールの選手になる人もいれば、野球選手になる人もいます。

運動神経がよすぎて、練習をしすぎてしまい、ケガをして選手としては引退しなければいけなくなる人もいます。

「自分が嫌いなんです」という人は、生まれたときに配られたカードにこだわりすぎです。

「ルックスがイマイチだ。モテない。ということは、実業家になって100億円を手に入れろということなのだな。会社を興そう」と思うこともできるのです。

人生で大切なのは、配られたカードではなく、その後の行動です。

配られたカードをじっと見つめていて行動をしなければ、成功することはできません。

配られたカードは、人それぞれ。

「美人だけれども、借金地獄」

という人もいれば、

「美人ではないけれども、100億円の資産家の家に生まれた」

という人もいるわけです。

大切なのは、「配られたカードを元に、何をするか?」という行動の部分なのです。

10点満点で、いま何点かを考える

「お金がないんです。落ち込んでいます」という人がいます。

そういう場合に、落ち込まなくなる方法があります。それは、

① いま、10点満点で何点なのか

② 何をすれば、1点ずつ上がるのか

この2つを考えることです。

「お金がないので、いま0点なんです」という人がいます。

貯金がゼロなだけであれば、それは0点ではなく、5点くらいはあるでしょう。

借金が100万円、借金が500万円の人もいるからです。

借金はあるけれども、まだブラックリストに載っていなくて、あと100万円は借りられるというのであれば、3点はあるでしょう。

借金はあるけど、借金取りが毎日のように取り立てに来ないというのであれば、それだけで2点はあるはずです。

「あと1ヵ月以内に、自己破産しなければならない」という場合でも、債務《さいむ》整理のための弁護士が見つかっていたら、それだけで1点あげてもいいかもしれません。

0点は、借金があって、娘が人質に取られていて、警察にも連絡できないというケースくらいです。

そう考えると、客観的に見て、貯金ゼロというのは、10点満点中5点はあげていいのではないのでしょうか。

貯金ゼロ世帯は、３割だといわれています。

ということは、「貯金がない。どうしよう」と言ったとしても、30％の人と同じ悩みだということです。

街を歩いている10人に石を投げれば、３人は貯金ゼロなので、あなたは10点満点中５点でもいいはずです。

貯金１００万円と貯金２００万円では、１点プラスになるということもありません。

貯金１００万円と、貯金１０００万円で、幸せが10倍違うということもないのです。

「貯金ゼロは10点満点中５点だ」というところからがスタートだとしたら、いま、あなたの金銭状況は、10点満点中何点でしょうか。

そう**客観的に点数化していく**と、

「いまの悩みは、10点中８点であるという悩みだな」

と、冷静に分析することができ、悩みが減っていきます。

「恋人にフラれた」というのも、つき合って1ヵ月でフラれるのと、つき合って10年でフラれるのとでは、ダメージが違います。

大好きな人にフラれるのと、それほど好きではない人にフラれるのでは、10点満点での得点が違ってきます。

結婚式の当日に、親族が集まっているのに突然逃げられるのと、婚約破棄《はき》をされるのとであれば、ダメージは違うはずです。

失恋したときは、いまの恋愛状況は、10点満点で5点なのか、8点なのか考えましょう。

何があったら1点プラスになり、何があったら、さらに1点プラスになるのかと考えていけば、あなたの現在の状況は0点でもなければ10点でもないということがわかります。

いいことがあっても、10点満点にはなかなかならないのと同様に、イヤなことがあっても、0点になることはめったにないのです。

あなたはお世辞にも非難にもとらわれてはいけない。
どちらにとらわれてしまっても、それはあなたの大きな弱点となる。
――ジョン・ウッデン

おわりに――

イヤなことがあったら、次の行動に移そう

イヤなことがあったら、次に何をするかと決めておくことで、1分以内に立ち直ることができます。イヤなことがあって、次に何をするかが決まっていないと、それまでの間、落ち込むことになります。

リストラされて、その日のうちにハローワークに行けば、落ち込みません。「なんで自分がリストラされるんだ！」と怒っているだけで、何も行動に移していなければ、その間だけ、落ち込みます。

落ち込む人と落ち込まない人の違いは、次のアクションが決まっているかどうかです。

女性にフラれても、「次、行ってみよう」と行動を開始した瞬間に、暗い気持ちはなくなります。

イヤなことは、誰にでもあります。

ただ、そのあとに何もしないので落ち込むか、何らかのアクションをして落ち込みを起こさないかという2つの選択肢があるだけです。

お釈迦様の話で、「第一の矢と第二の矢」という話があります。

あなたが歩いているときに、矢が飛んできて、あなたの足に刺さったとします。

「誰が私に矢を射《い》ったのだ！」と犯人探しをしている暇があったら、刺さっている矢を抜くという行動に移したほうが、いいはずです。

「なぜなんだ？　どうして私が矢で射ぬかれなければいけないんだ」と理由を考えている暇があったら、とっとと矢を抜いたほうが、傷は早く癒《い》えます。

犯人を探すよりも、なぜこうなったのかという原因を探すよりも、「矢を抜く」ということで、傷を最小限にすることができるわけです。

イヤなこと、つらいことは、第一の矢です。

生きている以上、なくなることはありません。

大切なのは、第二の矢です。

1分以内に矢を抜けばいいのに、「自分は嫌われているかもしれない」「自分には運がないのではないだろうか」といった具合に、勝手な思い込みで、自分で自分に第二の矢を刺している人が、いかに多いことでしょう。

イヤなことがあったときに、あなたがすべきこと。

それは、1分以内に、矢を抜くことです。

矢を抜くことさえできれば、その瞬間に、あなたは幸せへの一歩を踏み出しているのです。

石井貴士

石井貴士　いしい・たかし

1973年愛知県名古屋市生まれ。私立海城高校卒。

代々木ゼミナール模試全国1位、Z会慶応大学模試全国1位を獲得し、慶應義塾大学経済学部に合格。

1997年 信越放送アナウンス部入社。

2003年（株）ココロ・シンデレラ　を起業。

日本メンタルヘルス協会で、心理カウンセラー資格を取得。

『本当に頭がよくなる 1分間勉強法』（KADOKAWA／中経出版）は57万部を突破し、年間ベストセラー1位を獲得。（2009年　ビジネス書　日販調べ）

現在、著作は合計で61冊。累計180万部を突破するベストセラー作家になっている。

[石井貴士公式サイト]
http://www.kokorocinderella.com

イヤなことを1分間で忘れる技術

2016年5月10日　第1刷発行
2016年6月5日　第3刷発行

著　者　　石井貴士

発行者　　櫻井秀勲

発行所　　きずな出版
〒162-0816　東京都新宿区白銀町1-13
電話　03-3260-0391
振替　00160-2-633551
http://www.kizuna-pub.jp/

印刷・製本　モリモト印刷

ISBN978-4-907072-60-5

好評既刊

成功へのアクセスコード
壁を越えて人生を開く
山﨑拓巳

お金、健康、友達、能力、年齢、焦り……。人生において、誰もがぶつかる様々な「壁」を解除していく「アクセスコード」を手に入れることができる一冊。
本体価格 1400 円

一流になる男、その他大勢で終わる男
永松茂久

どうすれば一流と呼ばれる人になれるのか？ キラッと光る人には理由がある―。『男の条件』著者が贈る、男のための成功のバイブル決定版。
本体価格 1300 円

ジョン・C・マクスウェル式
感情で人を動かす
世界一のメンターから学んだこと
豊福公平

アメリカで「リーダーのリーダー」「世界一のメンター」と讃えられる、ジョン・C・マクスウェルから、直接学びを受ける著者による、日本人向け超実践的リーダーシップ論！
本体価格 1400 円

一生お金に困らない人生をつくる―
信頼残高の増やし方
菅井敏之

信頼残高がどれだけあるかで、人生は大きく変わる―。元メガバンク支店長の著者が、25 年間の銀行員生活の中で実践してきた、「信頼」される方法。
本体価格 1400 円

人間力の磨き方
池田貴将

『覚悟の磨き方』他、著作累計３５万部超のベストセラー作家・池田貴将が、全身全霊で書き上げた、現状を変えるための自己啓発書。
本体価格 1500 円

※表示価格はすべて税別です

書籍の感想、著者へのメッセージは以下のアドレスにお寄せください
E-mail：39@kizuna-pub.jp

きずな出版
http://www.kizuna-pub.jp